EL PODER DEL AYUNO INTERMITENTE

DR. JAIRO NOREÑA
EL PODER DEL AYUNO INTERMITENTE

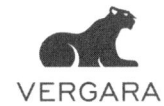

VERGARA

El papel utilizado para la impresión de este libro ha sido fabricado a partir de madera procedente de bosques y plantaciones gestionadas con los más altos estándares ambientales, garantizando una explotación de los recursos sostenible con el medio ambiente y beneficiosa para las personas.

La información contenida en este libro es preparada y publicada con carácter meramente informativo y para apoyar el bienestar físico y mental de toda persona en general. De ningún modo constituye un tratamiento médico ni sustituye las recomendaciones y cuidados de un profesional de la medicina.

Las sugerencias descritas en este libro deben seguirse después de consultar a un médico para asegurarse de que sean apropiadas para sus circunstancias individuales. No se garantiza en ningún sentido un resultado específico que una persona haya de obtener en su salud. Si tiene problemas de salud, consulte a su médico. El autor proporciona información o referencia de productos o servicios en materia de salud humana que puede permitir al lector buscar información adicional en relación con recomendaciones y avances en materia de salud y bienestar. Esto no significa que el autor ni el editor avalen, respalden o asuman responsabilidad por la seriedad o idoneidad de terceras personas, entidades, tratamientos o productos en el campo de la salud.

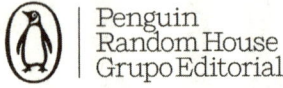

El poder del ayuno intermitente

Primera edición en Colombia: agosto, 2023
Primera edición en México: enero, 2024

D. R. © 2023, Dr. Jairo Noreña

D. R. © 2023, Penguin Random House Grupo Editorial, S.A.S.
Carrera 7 # 75-51, piso 7, Bogotá
PBX: (571) 743-0700

D. R. © 2024, derechos de edición mundiales en lengua castellana:
Penguin Random House Grupo Editorial, S. A. de C. V.
Blvd. Miguel de Cervantes Saavedra núm. 301, 1er piso,
colonia Granada, alcaldía Miguel Hidalgo, C. P. 11520,
Ciudad de México

penguinlibros.com

Imagen de portada: © Tanya Joy, Getty Images
Ilustraciones de páginas: 31, 33 y 172: Sistema digestivo: © Freepik
Página 35: Ratón: © nadzeyashanchuk / Freepik
Página 50: Cerebro: © yliv / Freepik
Página 100: Gallina: © macrovector / Freepik
Página 110: Pirámide: © Freepik
Página 114: Aguacate: © brgfx / Freepik, Aceite de oliva: © pch.vector / Freepik,
Demás elementos: © Freepik
Página 146: Plato: © macrovector / Freepik, Cubiertos: © gstudioimagen / Freepik
Página 239: Plato: © macrovector / Freepik, Aceitera: © alphacell / Freepik,
Vaso de papel: © macrovector / Freepik, Corredores: © Freepik.

Penguin Random House Grupo Editorial apoya la protección del *copyright*.
El *copyright* estimula la creatividad, defiende la diversidad en el ámbito de las ideas y el conocimiento, promueve la libre expresión y favorece una cultura viva. Gracias por comprar una edición autorizada de este libro y por respetar las leyes del Derecho de Autor y *copyright*. Al hacerlo está respaldando a los autores y permitiendo que PRHGE continúe publicando libros para todos los lectores.

Queda prohibido bajo las sanciones establecidas por las leyes escanear, reproducir total o parcialmente esta obra por cualquier medio o procedimiento así como la distribución de ejemplares mediante alquiler o préstamo público sin previa autorización.
Si necesita fotocopiar o escanear algún fragmento de esta obra diríjase a CeMPro (Centro Mexicano de Protección y Fomento de los Derechos de Autor, https://cempro.com.mx).

ISBN: 978-607-384-016-3

Impreso en México – *Printed in Mexico*

A mi familia, mis profesores, mentores y amigos,
que desde el principio me brindaron un apoyo incondicional
en mi sueño de convertirme en el médico que soy
en Colombia y en Estados Unidos.

Contenido

	Presentación	11
Capítulo 1:	Nuestro cuerpo y sus hormonas	19
Capítulo 2:	La comida y las emociones	41
Capítulo 3:	Teoría de la insulina	65
Capítulo 4:	¿Por qué algunos no logran bajar de peso?	81
Capítulo 5:	¿Cuál dieta es mejor?	105
Capítulo 6:	Beneficios del ayuno intermitente	125
Capítulo 7:	Tu médico es tu mejor aliado	153

Capítulo 8:	Prepárate para ayunar	175
Capítulo 9:	El momento de ayunar	193
Capítulo 10:	Rompe el ayuno de manera inteligente	219
Capítulo 11:	El ejercicio en ayuno	243
Capítulo 12:	El ayuno: tu nuevo estilo de vida	261
	Bibliografía	277
	Agradecimientos	289

Presentación

En Escocia, en 1965, Angus Barbieri, un hombre de veintisiete años que pesaba 456 libras (207 kg) hizo historia cuando se sometió a un ayuno voluntario de trescientos veintiocho días. Cansado de su obesidad y de las complicaciones asociadas a esta, pidió que lo admitieran en un hospital y decidió dejar de comer alimentos por completo. Su idea era loca y disruptiva, y sus médicos creían que fallecería en este intento. Sin embargo, durante su proceso de ayuno se le administraron multivitamínicos, vitamina C, electrolitos y levaduras, así como bebidas con cero calorías, que incluían café, té y agua. De manera sorprendente, el cuerpo de Angus se adaptó a este proceso y comenzó a utilizar sus propias reservas de grasa como fuente de energía. Sus controles dejaron de ser en el hospital y empezaron a hacérselos de manera ambulatoria. En sus chequeos se incluían exámenes de azúcar, se medían sus electrolitos y se realizaban evaluaciones médicas frecuentes que, de manera sorprendente, mejoraban cada día.

Las semanas se convirtieron en meses, y luego de trescientos ochenta y dos días, Angus alcanzó su peso meta, 180 libras (82 kg). Había perdido 276 libras, a un promedio de 327 g por día, o 10 kg por mes. Angus y sus médicos habían marcado un hito en la historia, pues lograron normalizar sus niveles de azúcar y él empezó a vivir una nueva y saludable vida. En 1971 esta hazaña sería reconocida por el récord mundial Guinness como el ayuno más largo en la historia.

¿Cómo fue posible que Angus sobreviviera a este ayuno? ¿Qué rol tuvo la hidratación adecuada durante este periodo? ¿Cómo logró él tener fuerza de voluntad para lograrlo? Son estas y muchas más las preguntas que deben estar pasando por tu cabeza en este momento, así como yo me lo pregunté unos años atrás.

Antes que nada, permíteme presentarme. Mi nombre es Jairo Noreña, y hoy, más que tu médico, me presentaré como un amigo que te contará sin filtros algunas verdades sobre el ayuno, que cambiarán tu vida y tu salud. Si estás buscando aprender a alimentarte desde lo que dice la evidencia científica y alejarte de la charlatanería, ¡estás en el lugar correcto!

Cuando me aventuré en la carrera de Medicina, hace veinte años, en la Universidad de Antioquia, en Medellín (Colombia), tenía claro que esta profesión era lo mío; quería ayudar a las personas y transformar sus vidas. Desde mis primeros años de estudio me interesé por las enfermedades metabólicas, y al trabajar en áreas rurales de Colombia presencié de primera mano cómo mis pacientes sufrían las consecuencias de una mala salud metabólica: obesidad, diabetes, presión arterial alta e incluso infartos y derrames cerebrales.

Como médico general, me concentré en aquel entonces en prescribir medicamentos, ordenar exámenes diagnósticos y brindar consejos generales sobre el cuidado de la salud para controlar estas enfermedades y prevenir su progreso. Aunque no siempre contaba con los recursos necesarios en los hospitales rurales, logré salvar vidas, ayudar a muchos bebés a nacer y, tristemente, vi partir a algunos adultos. Cumplir con mi vocación de médico me hacía sentir genial, pero cuando se trataba de prevenir enfermedades crónicas, me sentía limitado. Me veía como una especie de espectador y anhelaba poder brindarles algo más significativo a mis pacientes.

Después de algunos años, continué mi carrera profesional en Medellín, donde tuve la suerte de trabajar con el equipo de endocrinología del Hospital San Vicente Fundación. Este hospital era conocido por brindar una atención de alta complejidad, lo que nos permitía atender a pacientes no solo de nuestra ciudad, sino también de otras, que buscaban soluciones para enfermedades metabólicas complejas como diabetes, trastornos del colesterol, obesidad refractaria, y muchas otras condiciones.

En este lugar empecé a comprender mejor a mis pacientes, a entender sus contextos sociales y su entorno, y a observar con claridad el impacto de la industria de los alimentos ultraprocesados en nuestra sociedad. Vi de manera directa, y con los ojos abiertos, cómo esta industria ha transformado la vida de las personas y es la gran responsable de la pandemia de obesidad que vivimos.

En la actualidad, la industria de los ultraprocesados, detrás de los medios de comunicación, las redes sociales y el internet, ejercen un gran control sobre nuestra vida, conducta, pensamiento y elecciones. La publicidad tiene el poder de influir en los comportamientos alimentarios, los hábitos nutricionales y la selección de alimentos en diferentes grupos de edad. Lamentablemente, la mayoría de los anuncios se enfocan en alimentos poco saludables, como comida rápida, con alta densidad calórica, altos en azúcares y grasas vegetales, con calorías vacías, y se dirigen a grupos vulnerables, como niños y adolescentes, lo que ha contribuido al aumento de la obesidad a nivel mundial. Además, la atención se ha desviado del impacto que tienen estos alimentos en la salud mental y el bienestar emocional, pese a los hechos científicos que soportan sus efectos nocivos.

La industria de alimentos y bebidas ultraprocesados gasta miles de millones de dólares cada año en promocionar productos dirigidos a los jóvenes; el 30% de la publicidad televisiva pagada que ellos ven corresponde a productos alimenticios. La prevalencia de sobrepeso y obesidad se ha triplicado desde 1975, afectando hoy en día al 39% y al 13% de la población, respectivamente[1].

Cuando comprendí un poco más la raíz del problema, también entendí y aprendí la importancia de la alimentación en nuestras vidas y cómo esta puede hacernos daño, pero también sanarnos. Y por eso, hace diez años decidí utilizar las redes sociales para tratar de combatir esta pandemia metabólica, producto de la desinformación y la manipulación mediática.

Es razonable pensar que consumir algo de manera diaria y frecuente, durante muchos años de nuestra vida, puede tener

---

[1] Finkelstein (2009).

algún efecto en nuestro cuerpo. Por este motivo, los alimentos tienen un impacto en nuestra salud, más allá del peso. Con esto claro, pasé de ser un mero espectador a ser capaz de influir en resultados exitosos para mis pacientes y suscriptores en las redes sociales. Sin embargo, mi curiosidad por la ciencia y la búsqueda de un mayor entendimiento me llevó a la siguiente fase de mi carrera, y luego de tocar algunas puertas, viajé a Boston, en Estados Unidos, para ser investigador en la Universidad de Harvard.

Allí llegué para estudiar el impacto que tenía la insulina por vía nasal en la memoria de las personas que tenían diabetes mellitus, y completé mis estudios en Bioestadística, para aplicar estos conocimientos en futuras investigaciones. Más allá de esto, logré compartir ideas con investigadores y aprender de maestros en diferentes áreas del metabolismo, regulación del peso, impacto de los alimentos y los estilos de vida en nuestra salud y en la prolongación de la expectativa de vida humana. Decidí buscar respuestas y fue así como encontré que el ayuno intermitente respondía a muchos de los problemas que había buscado tratar en todos los años de mi carrera. Quería, por esto, emprender una aventura de investigación y aprendizajes para responder lo que el ayuno intermitente tenía y comprender qué lo hacía tan especial.

Durante mi búsqueda sobre el ayuno intermitente, pasé de estudiar la época del Paleolítico, donde el hombre de las cavernas podía sobrevivir por meses con muy poco o ningún alimento, durante las épocas de heladas congelantes, y luego podía reabastecerse cazando en épocas más cálidas y abundantes, sin enfermarse y manteniendo un peso saludable. Luego analicé a nuestros antepasados más recientes, quienes no consumían con regularidad tres grandes comidas espaciadas ni snacks diarios, y definitivamente no llevaban una vida sedentaria, y descubrí que nuestros antepasados de hace cincuenta o cien años no sufrían de obesidad.

Mi siguiente paso en esta búsqueda me llevó a utilizar todo el conocimiento que mis maestros y mis años de estudio me habían proporcionado para comprender cómo, por qué y para qué se debe realizar el ayuno intermitente, y finalmente lo hice parte de mi vida y de la de muchos de mis pacientes.

En los últimos años, el ayuno intermitente se ha convertido en una tendencia popular en todo el mundo, debido a su capacidad para ayudar a las personas a perder peso, mejorar la salud metabólica, aumentar la energía y reducir el riesgo de enfermedades crónicas. En este libro, a través de la investigación y de mi experiencia personal, quiero mostrarte la complejidad que hay detrás de los mecanismos de regulación de nuestro peso, donde órganos como nuestro sistema digestivo, nuestro cerebro, e incluso nuestra grasa corporal, interactúan para definir nuestro metabolismo e impactar en nuestras emociones; son señales que se activan con los alimentos y con nuestros estilos de vida. En este libro te enseñaré por qué el ayuno intermitente puede transformar tu cuerpo y mente de una manera sana y sostenible, y por qué su ciencia va más allá de saltarse el desayuno. Si lo estás haciendo así, por favor deja de hacerlo mientras terminas este libro; aquí aprenderás a llevarlo a cabo de la manera más sana, siguiendo la cronobiología de tu cuerpo y tu entorno.

Quizá ya has pasado por varias dietas, has fracasado, has intentado utilizar medicamentos con efectos adversos que no toleraste o suplementos que no fueron adecuados para tu salud, o que incluso no hicieron nada por ti más que hacerte malgastar tu dinero.

Hoy quiero que sepas que tú no has sido el problema. Has sido alimentado con la información incorrecta por muchos años, pero con el conocimiento que te entregaré aquí, les darás la oportunidad a tu cuerpo y mente de sanar desde el ayuno, no como una dieta, sino como un estilo de vida. Ya sea que seas un principiante o un practicante experimentado, te brindaré los conocimientos y las herramientas necesarios para alcanzar tus objetivos de salud y bienestar.

Si quieres perder peso, este libro es para ti. Si tienes un peso ideal y no requieres perder peso, pero quieres tener salud metabólica; si quieres aumentar tus niveles de energía, pensar con más claridad y aprender cómo puedes vivir por más tiempo y con más calidad de vida, este libro también es para ti.

Ya han pasado unos años desde que me convertí en investigador en Harvard, me especialicé en Medicina Interna en la Universidad Eastern Virginia Medical School, me entrené en Medicina de Obesidad con la Universidad de Columbia, de Nueva York, y soy *Fellow* en la subespecialdiad de Endocrinología y Metabolismo de la Universidad Stanford, en California (Estados Unidos). Desde este lugar, en mi escritorio, quiero contarte de manera práctica y sencilla la ciencia que hay detrás de nuestro cuerpo y los mecanismos que nos llevan a ganar peso y a perderlo. Exploraremos diferentes tipos de ayuno intermitente, como el ayuno de 16/8, 5:2, y el ayuno de días alternos, así como la ciencia detrás de cada uno de ellos. También te proporcionaré consejos prácticos sobre cómo comenzar con el ayuno intermitente, cómo mantenerlo de manera segura y cómo integrarlo en tu estilo de vida de forma sencilla y efectiva.

Tienes hoy en tus manos una guía útil en tu viaje hacia un estilo de vida más saludable y equilibrado. Te doy la bienvenida a esta aventura, ¡en la que juntos descubriremos el poder del ayuno intermitente!

Todas las opiniones en este libro son personales y no representan a ninguna de las instituciones a las que he estado o estoy afiliado.

CAPÍTULO 1

NUESTRO CUERPO Y SUS HORMONAS

Cuando estaba en Colombia, dando mis primeros pasos en el mundo de la endocrinología, en el Hospital San Vicente, en Medellín, recuerdo que muchos pacientes llegaban a mi consulta y expresaban su frustración al explicarme cómo, sin importar lo poco que comieran, y luego de completar dietas muy exigentes y difíciles de seguir, volvían a ganar peso.

Era una pregunta simple, con una respuesta que ignorábamos, y que yo apenas empezaba a entender. Estábamos subestimando la complejidad de nuestro cuerpo a la hora de regular nuestro peso.

Por años, los médicos y nutricionistas dimos el mensaje simplista de comer menos y ejercitarse más como la fórmula para perder peso. Hoy quisiera preguntarte, ¿has escuchado esto antes? ¿Te ha funcionado? La respuesta de la gran mayoría de nosotros será un esperado "sí, lo he escuchado", y un rotundo "no me ha funcionado". Quizá te sirvió al principio, pero luego de unas semanas o meses, recuperaste el peso.

Aunque la pérdida de peso debe tener siempre en cuenta el balance energético, que es la simple resta de las calorías que ingieres menos las calorías que quemas o gastas, hay muchos otros factores que se deben tener presentes. Sin embargo, la dieta que elijamos y la capacidad de mantenernos adheridos a ella en el tiempo son los factores determinantes del éxito en la búsqueda del peso ideal.

Múltiples estudios clínicos han intentado entender cuál es esa dieta ideal, y durante años han buscado comparar estas dietas entre sí. Las dietas pueden adaptarse modificando tres componentes específicos.

El primero consiste en la manipulación del **contenido de macronutrientes.** Es decir, el porcentaje de tu plato que decidas que sea carbohidratos, proteínas y grasas. Ejemplos de estas dietas son la de Atkins, la cetogénica o la paleo.

Seguido de este, el segundo enfoque es **restringir o eliminar alimentos o grupos de alimentos,** como lo es la dieta vegana para pérdida de peso, la dieta alta en proteína de origen animal o vegetal, la dieta mediterránea o la dieta baja en gluten para pérdida de peso.

En tercer lugar, están las dietas que **modifican el tiempo** en el que podemos comer, o bien llamadas dietas de ayuno o ayuno intermitente; aquí se destacan el ayuno periódico o 5:2 —donde se ayuna durante dos días de la semana y se come libremente los cinco días restantes—, el ayuno de día alterno y, por último, el popular ayuno con restricción en el tiempo, que llamaremos ayuno intermitente. Aunque más adelante hablaremos de estas dietas en detalle, es este tercer mecanismo, con algunos elementos de los dos primeros, el que recientemente nos ha mostrado cómo es posible cambiar vías metabólicas, procesos celulares y la manera como se regulan nuestras hormonas.

Seré claro desde el principio: cada una de las dietas previamente mencionadas nos pueden llevar a perder peso. Sin embargo, dependiendo de la que sigamos, podríamos tener resultados adicionales con desenlaces específicos, como el control del colesterol o la glucosa en sangre, la inhibición del apetito o incluso reducción del riesgo cardiovascular, o llegar a aumentar la expectativa de vida y llevar a remisión enfermedades como la diabetes.

¿Sabes por qué fracasan las dietas? El principal factor que lleva al fracaso de estas ha sido, históricamente, la incapacidad de las personas de realizar la misma dieta por periodos largos, donde además nuestro cuerpo genera mecanismos para hacerse cada día más resistente a estas. Nos cansamos de repetir lo mismo una y otra vez, perdemos motivación o nos sentimos estancados y dejamos a un lado la pérdida de peso.

Quiero aquí que hagas una pausa y recuerdes las dietas que has intentado antes. Analiza qué tanto tuviste que restringirte, y recuerda además qué tan aburridas fueron. Reflexiona si te ayudaron a perder peso al principio y en qué punto dejaste de ver resultados, y, por último, respóndete si te aburriste de ellas o si incluso terminaste ganando más peso del que tenías al iniciarlas.

Antes de que hablemos del ayuno intermitente quiero que tengas algo muy claro. **El ayuno intermitente no es una dieta; es un estilo de vida** que implementa modificaciones del contenido de macronutrientes, restringe grupos de alimentos y modifica el tiempo o la ventana para alimentarnos. Y aunque sus acciones son complejas, su implementación como estilo de vida puede ser más simple de lo que crees.

Para entender la ciencia que hay detrás del ayuno intermitente, primero debemos comprender que, ante una dieta estándar, son diferentes los factores determinantes que permiten que ciertas personas respondan mejor que otras a las diferentes dietas. Por eso quiero que hagamos una pausa en este capítulo para conocer cómo funciona nuestro cuerpo y lo que le ocurre antes, durante y después de comer.

¡Aprender sobre tu metabolismo, tu digestión y tus hormonas será el primer paso para cambiar tu vida por medio del ayuno!

Las hormonas en nuestro cuerpo funcionan en una sincronía majestuosa, que simula una filarmónica. Está dirigida por la hipófisis, aquella glándula que se encuentra en nuestro cerebro y que envía señales hormonales para regular nuestra homeostasis o, en pocas palabras, ese estado de equilibrio entre los sistemas de nuestro cuerpo que nos permite vivir plenamente. Justo encima de la hipófisis, en nuestro cerebro, se encuentra el hipotálamo, quien es el jefe del control del peso, entre muchas otras funciones. El hipotálamo toma la decisión final de si sentimos hambre o saciedad; además, se comunica en sincronía armónica con nuestro tracto digestivo y las señales enviadas por nuestra grasa corporal, logrando impactar de manera positiva o negativa la regulación de nuestro peso. Sin embargo, no hay orquesta perfecta, y en algunos casos, **el hipotálamo no responde de forma adecuada a estos mensajes que nos dicen si debemos sentir hambre o saciedad.** Identificar estos fallos a tiempo es clave.

Para entender estos mecanismos y cómo nuestro cuerpo logra la regulación de su energía, quiero contarte sobre dos tipos de factores fundamentales, los periféricos y los centrales, que se comunican entre sí y están asociados al sistema nervioso central para regular nuestro peso.

Factores periféricos

Estos factores impactan la manera en que nuestro cerebro procesa y regula la energía. Dentro de los factores periféricos tenemos la grasa corporal y nuestro intestino.

La grasa corporal

Nuestro cuerpo tiene dos tipos de grasa, que tienen propiedades y capacidad de producir hormonas específicas que regulan nuestra saciedad y apetito. Por eso la grasa corporal funciona como un órgano, ¡y puede jugar en favor o en contra tuya!

El primer tipo de grasa es la parda, fundamental en la generación de calor corporal o termogénesis. Esta grasa activa nuestro metabolismo, dado su alto número de mitocondrias que cumplen la función de generar energía y activar las células en todo nuestro cuerpo; además, esta grasa es altamente vascularizada, lo que le permite tener una mayor comunicación con nuestro cuerpo, llevando así el mensaje de activación metabólica a cada lugar. Sin embargo, este tipo de tejido tiende a reducirse con la edad, localizándose escasamente en áreas del cuello, riñones y médula espinal. La grasa parda, por ejemplo, ayuda a los osos polares a resistir altas temperaturas, y en los humanos, nos ayuda a conservar la temperatura ante fríos extremos. Las mitocondrias contenidas en esta grasa se activan para producir calor, en respuesta a la norepinefrina producida por nuestro cuerpo cuando sentimos frío. Esta grasa, por ser metabólicamente activa, se asocia a la reducción de obesidad y de diabetes; aumenta nuestro metabolismo y nos ayuda a perder peso.

Por otra parte, **la grasa blanca,** o tejido adiposo blanco, es altamente efectiva almacenándose en nuestro cuerpo para ser utilizada como energía más adelante. Y, contrario a la grasa parda, la blanca aumenta con el pasar de los años. Esta se subdivide en dos tipos: la que vemos acumularse en nuestro cuerpo, a nivel de la piel del abdomen, brazos y piernas, se llama grasa subcutánea, y la que se deposita alrededor de nuestros órganos abdominales se llama grasa visceral, que, en pocas palabras, es la que vemos en todo lugar al ganar peso, y es la que muchos queremos bajar.

La grasa blanca, sin embargo, tiene dos importantes funciones, incluida la producción de hormonas sexuales y hormonas reguladoras del apetito, llamadas también adipoquinas, entre las que se destacan la leptina y la adiponectina. Adicionalmente, la grasa blanca funciona como reserva de energía, que se activa cuando no tenemos comida como fuente de energía. Esta es la grasa que el ser humano evolutivamente utilizaba para obtener energía en la época del Paleolítico, para mantenernos con vida en los periodos de hambruna y de hibernación. Sí, miles de años atrás esta fue la grasa que le permitió al hombre de las cavernas tener energía en los días fríos, o cuando no era posible acceder a alimentos.

Entendiendo cómo funcionan la grasa parda y la grasa blanca, lo primero que llega a nuestra cabeza es saber cómo podemos tener más grasa parda, dado su beneficio termogénico, aunque esta tiende a desaparecer con los años. Por el contrario, nos queda la grasa blanca, que abunda más con el pasar de los años, y sus funciones pueden variar según el lugar de nuestro cuerpo donde se ubique.

Si nuestra grasa se deposita principalmente de manera subcutánea en nuestro cuerpo, por ejemplo, en glúteos, brazos, o de forma superficial en el abdomen, se correlaciona con mejor salud cardiovascular, e incluso puede ser protectora del síndrome metabólico. Sin embargo, cuando la grasa blanca se deposita a nivel visceral en nuestro abdomen, logra acumularse en nuestro hígado, produciendo hígado graso, y después puede almacenarse en tu corazón o incluso en tus músculos. La grasa visceral es más dañina, dada su capacidad de depositarse en nuestras arterias, lo que aumenta el riesgo cardiovascular y el de morir de manera temprana. Cuando vas al médico y miden tu perímetro abdominal, están teniendo una medida indirecta de qué tanta grasa visceral tienes. Están tomando tu cintura como un marcador de incremento del riesgo de sufrir un ataque cardiaco en el futuro.

La grasa blanca es un órgano que produce hormonas

Nuestra grasa blanca se considera un órgano capaz de producir hormonas como la leptina y la adiponectina.

La **leptina** tiene la capacidad de comunicarse con el hipotálamo y darle dos órdenes: **que sintamos saciedad y que incremente el gasto energético**. Este es un mecanismo muy inteligente que evolutivamente hemos tenido, y que se activa cuando ganamos peso y grasa, para ayudarnos a "quemar" el exceso de grasa y darle autorregulación a nuestro cuerpo. Si pensamos en una persona que padece de obesidad, al tener más grasa, estará en capacidad de producir más leptina; sin embargo, esta no es leída de manera correcta por el hipotálamo, lo que hace que falle en su objetivo de suprimir el apetito. Esta es la llamada **resistencia a la leptina,** en donde la que se produce es ineficiente y nuestro cuerpo debe compensarla, produciendo cantidades mucho mayores para tratar de cumplir su objetivo. Y digo tratar porque, pese a que cada vez se producen mayores cantidades, en estos escenarios no se acerca a completar su función supresora del apetito.

La leptina, además, se considera una hormona inflamatoria, ya que produce citoquinas como la interleuquina-6 y el factor de necrosis tumoral alfa (TNF-α), responsables de la inflamación en nuestro cuerpo. Niveles normales de leptina en nuestro cuerpo no son suficientes para producir inflamación, pero cuando ganamos peso, hay resistencia a la leptina, nuestro cuerpo produce más cantidad de esta hormona y, por tanto, se presenta una mayor inflamación. Esta inflamación se vuelve nociva y es un factor que produce **resistencia a la acción de la insulina** en nuestro cuerpo, lo que aumenta la demanda y producción de insulina. Aunque te explicaré esto en detalle más adelante, por ahora te cuento que la insulina en exceso es la gran causante de que acumulemos grasa y ganemos peso.

La **adiponectina**, producida también por la grasa blanca, es la otra adipoquina que actúa en el músculo esquelético, el hígado, el corazón y los vasos sanguíneos. Es antiinflamatoria y **mejora la sensibilidad a la insulina,** convirtiéndola en una hormona antidiabética, ya que nos permite mejorar nuestro metabolismo, tolerar mejor los carbohidratos y eliminar los ácidos grasos libres (oxidándolos); además, dilata la vasculatura y reduce el daño por remodelación en el corazón. Esto hace que todos queramos tener una adiponectina alta. Sin embargo, en obesidad pasa todo lo contrario, y sus niveles se reducen mientras más grasa ganamos. Los niveles bajos de adiponectina también se asocian a diabetes tipo 2, síndrome metabólico, hígado graso, infartos, falla cardiaca e hipertensión arterial.

Es interesante saber que diversos estudios nos han mostrado cómo el ayuno intermitente, incluso en ausencia de pérdida de grasa, reduce los niveles de exceso de leptina y aumenta los niveles de adiponectina, lo que se ve reflejado en la reducción de la resistencia a la insulina y, por tanto, en pérdida de peso.

Sistema gastrointestinal

A nivel periférico, nuestro sistema digestivo juega un rol muy importante en la regulación del peso, y está íntimamente comunicado con el cerebro. Nuestro estómago le envía señales a nuestro cerebro a través de un pequeño grupo de aminoácidos o péptidos que se llama **grelina**. Con acción directa en el hipotálamo y en el hipocampo, su función principal es aumentar la capacidad orexígena o, en otras palabras, el apetito o la capacidad de sentir hambre; de hecho, se considera la única hormona circulante con esta función. Los niveles más altos de grelina se encuentran antes de las comidas, y generan el deseo de comer y de disfrutar lo que ingerimos. Si te ha ocurrido que no tienes mucha hambre, pero una vez pruebas un bocado y la comida es gustosa, se te abre el apetito, esta hormona es la responsable de esta sensación. ¡La grelina es la hormona del hambre!

Nuestro intestino delgado (duodeno, yeyuno e íleon), por su parte, tiene unas células llamadas "L", que producen una importante hormona llamada **GLP-1**, que actúa en el páncreas, hipotálamo, y en otras regiones del cerebro. Su función primordial es hacer más lento el vaciamiento gástrico, mejorar la secreción de insulina y aumentar la saciedad. En condiciones normales, y luego de comer, nuestro cuerpo libera GLP-1, lo que contribuye a tener saciedad. Como es de esperarse, esta hormona se encuentra reducida en las personas que padecen obesidad, en especial después de las comidas, lo que explica en parte el "hambre insaciable".

Este mecanismo ha llevado al desarrollo de medicamentos para suplementar esta hormona y producir así una pérdida sostenida de peso. Esta hormona está presente en un medicamento utilizado en los últimos tiempos por celebridades de Hollywood, que se volvió tendencia y ha ganado importancia en los titulares de noticias y en redes sociales, al punto de ser sobreprescrito, lo que produjo un desabastecimiento temporal en Estados Unidos. Este grupo de medicamentos, originalmente utilizados en diabetes tipo dos, al ser utilizados en obesidad —indicación para la que también se aprobó—, logran resultados tan poderosos como los de un *bypass* gástrico. Sin embargo, para mantener estos resultados y prevenir la recuperación de peso, este tratamiento, que es de alto costo, debe ser utilizado de por vida.

Nuestro **páncreas** es un órgano de unos 15 cm de largo, que se conecta al estómago y al intestino delgado. Tiene capacidades endocrinas, mediante la producción de hormonas, y capacidades exocrinas, mediante la producción de enzimas que nos ayudan a digerir los alimentos.

La insulina es una de las hormonas producidas por este órgano, y se libera cuando ingerimos alimentos. Permite la entrada de la glucosa en las células para acumularla y almacenarla como grasa después de que comemos. La adiponectina mejora su sensibilidad y el GLP-1 estimula su secreción. La leptina, en exceso, reduce su sensibilidad. Esta hormona tiene un papel clave en la acumulación de grasa, y el ayuno intermitente impacta directamente en cómo se comporta esta. Dada su importancia, he reservado un capítulo más adelante donde hablaremos solo de ella.

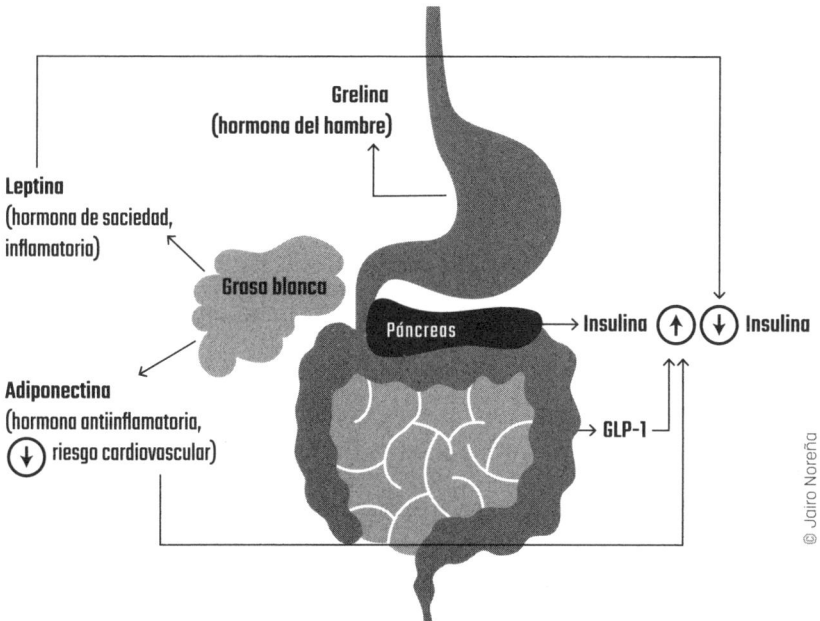

Aquí vemos cómo múltiples hormonas impactan de manera positiva o negativa los niveles de insulina, y cómo la grasa blanca produce leptina y adiponectina. También que nuestro estómago produce grelina y nuestro intestino GLP1, ambos responsables de darnos saciedad.

Factores centrales cerebrales

Ahora bien, ya que sabemos cuáles son las hormonas más relevantes relacionadas con el apetito, nos vamos para el cerebro. Este responde a los péptidos y las hormonas producidos por nuestro tracto digestivo y nuestro tejido adiposo para inducirnos a sensaciones de hambre, saciedad, diversas emociones, y para darnos la racionalidad o no a la hora de elegir alimentos. Son tres las regiones cerebrales que comandan esta regulación: la homeostática, la hedónica y la cognitiva-ejecutiva.

La región homeostática: hipotálamo, saciedad y plenitud

Esta región se encuentra regida por el hipotálamo, que, en su parte lateral, tiene centros que nos hacen sentir hambre, y en la región central tiene centros que nos hacen sentir saciedad.

Bajo condiciones normales, la grelina induce a una sensación de hambre porque estimula la región lateral, activando nuestro apetito y generando un efecto orexígeno (o capacidad de sentir hambre). La leptina, por el contrario, se convierte en hormona saciante al actuar en la región central, pero además inhibe la región lateral y, en conjunto, induce a la saciedad.

Esto nos pone en claro cómo estas hormonas cumplen su objetivo. No obstante, existen algunas condiciones médicas que llevan a **la disminución de estas hormonas**, o a tener niveles normales, pero donde hay una **disfunción en los núcleos hipotalámicos,** que impiden su acción y, por tanto, llevan a pérdida o ganancia de peso.

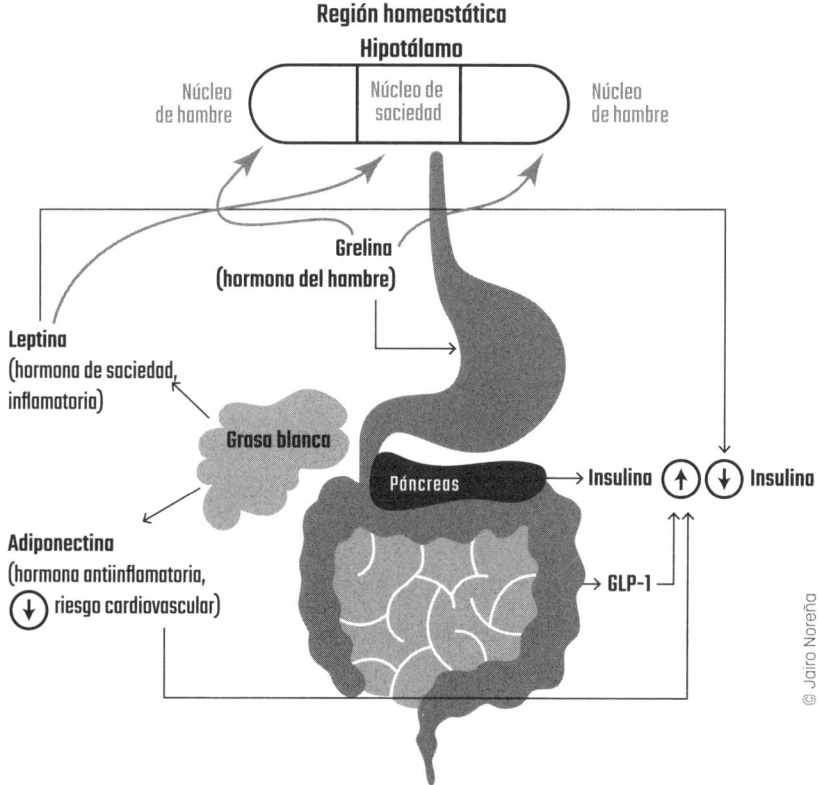

Representación de la conexión de nuestro sistema digestivo con nuestro cerebro. La leptina le dice a nuestro cerebro que sienta saciedad, y la grelina, que sintamos hambre.

Estas condiciones médicas se lograron entender inicialmente mediante el estudio de ratones. En cirugía se les hacían ablaciones del área lateral del hipotálamo, lo que producía en ellos saciedad, anorexia y pérdida de peso; por el contrario, la destrucción de los núcleos centrales llevaba a destruirles la capacidad de saciedad y, por tanto, los conducía a un apetito insaciable y a aumento de peso.

En humanos, algunas de estas condiciones médicas incluyen nacer sin la capacidad de producir leptina, lo que lleva a una pobre inhibición del hambre, a un apetito insaciable y a ganancia de peso. Y aunque esta es una enfermedad poco frecuente, es en estos casos donde la leptina se puede administrar como medicamento, para restablecer la saciedad.

Otra condición médica se presenta cuando la leptina sí es producida por el cuerpo, pero el receptor medial hipotalámico de leptina no funciona; esto genera un efecto similar al que ocurría en los ratones a los que se les hacía ablación de los núcleos hipotalámicos, lo que generaba ausencia de saciedad y, por tanto, hambre constante y ganancia de peso. Contrario al caso anterior, en este, dado el daño de los receptores hipotalámicos, la administración de leptina no logra restablecer el efecto de saciedad ni el de la pérdida de peso.

Conocer estos ejemplos es de gran importancia, porque algunos de nosotros podríamos tener una predisposición genética a la obesidad sin saberlo; no solo por estos mecanismos, sino por muchos otros que apenas empezamos a descubrir. Sin embargo, no todos los que tienen una predisposición genética desarrollan ganancia de peso. La activación o no de estos genes es inducida por **factores epigenéticos**, que incluyen la alimentación, el ejercicio, medicamentos, sustancias químicas y estilos de vida. Aquí, el ayuno intermitente y la restricción calórica son una estrategia más que previene la activación de estos genes, así como también evitan la activación de genes del envejecimiento en nuestro cuerpo.

Capítulo 1: Nuestro cuerpo y sus hormonas 35

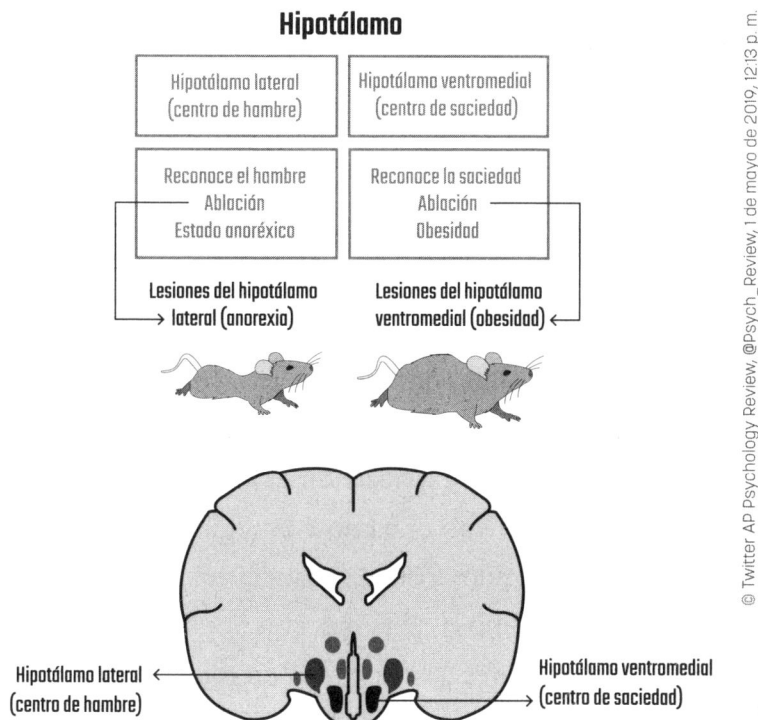

Estudios experimentales en ratones muestran que cuando se realiza ablación de manera quirúrgica del hipotálamo ventromedial, los ratones pierden la capacidad de sentir saciedad y comen hasta ser obesos. Cuando se realiza ablación de los núcleos laterales del hipotálamo, pierden la capacidad de sentir hambre, lo que produce anorexia y pérdida súbita de peso.

¡Nuestra nutrición juega un papel fundamental en la modulación de nuestro epigenoma!

La región hedónica

La región hedónica está mediada por el núcleo estriado y el núcleo accumbens, donde actúa la **dopamina**. Esta hormona involucra emociones como la motivación, el placer y la euforia, dándonos bienestar, pero a su vez puede llevar a las conductas de compulsión.

La **serotonina** se encarga de modular las emociones, la memoria, el sueño y las capacidades cognitivas. Junto con esta, la **dopamina** nos permite sentirnos satisfechos después de comer, activando sitios de placer en el cerebro. Esto podría motivarnos a consumir comidas específicas que nos estimulen y nos den un alto grado de placer, pero este nos puede llevar a comer de más y, finalmente, a la ganancia de peso y obesidad. Y este placer, como lo explicaré en el próximo capítulo, tiene una alta correlación con el hambre emocional.

Estudios realizados con resonancia magnética funcional han demostrado cómo las personas con obesidad tienen menor cantidad de receptores de dopamina en estas regiones. Esto se traduce en una menor capacidad de sentir placer, lo que hace que se requiera un estímulo mayor para lograr generar un efecto saciante. Literalmente, esto nos hace buscar más comida, y más estimulante; esto es lo que llamamos adición a la comida. Este mecanismo no solo ocurre con la comida. Por ejemplo, usuarios de cocaína presentan un patrón similar, donde hay una menor disponibilidad de receptores cerebrales a esta droga y, por tanto, hacen que el individuo requiera más y más cantidad de droga para tener un efecto placentero, lo que genera un potencial adictivo.

Si alguna vez después de almorzar has sentido ese deseo de "comer algo dulcecito", o en ocasiones durante el día has sentido "ansiedad" de comer algo frito o dulce, es aquí donde tu cerebro está expresando este mecanismo, haciéndote sentir ese placer solo con comidas muy saciantes. Este efecto se hace más notorio en personas con obesidad, en quienes se hace más difícil sentir llenura, porque el hipotálamo tiene resistencia a la acción saciante de la leptina, siente más hambre por la acción de la grelina y no se siente emocionalmente satisfecho con la comida recibida, pidiéndole al cuerpo más para lograr la saciedad y la "felicidad".

La región cognitiva-ejecutiva

Esta área es comandada por la corteza prefrontal y está conectada con el hipotálamo, el núcleo estriado y la amígdala. Regula la toma de decisiones, el control de los impulsos, y nos permite elegir qué queremos comer. Es el componente racional que nos hace tomar decisiones saludables, o a veces no tan saludables.

Llega el momento de poner todo junto y entender cómo el cerebro regula la ingesta de comida.

Las hormonas circulantes que llevan señales sobre la disponibilidad de comida son la leptina, la grelina, la glucosa y la insulina. Tienen la capacidad de ir a la región homeostática y a la corteza prefrontal a inhibir el hambre o a generar el impulso a comer. Adicionalmente, la dopamina puede impactar en la región hedónica —en la sensación de placer—, y nuestra región cerebral ejecutiva y cognitiva nos ayuda a controlar los impulsos.

El desbalance de estas áreas hace que, al ver algo provocativo, como, por ejemplo, una torta de chocolate, nuestra respuesta neuronal esté alterada y se manifieste en una conducta alimentaria aberrante, con el resultado final de querer comer más y de que lo que comamos se acumule como grasa, con el resultado final de la ganancia de peso. ¡La regulación del peso va muchísimo más allá de comer menos y ejercitarse más!

Nuestro cuerpo es demasiado complejo. Comer ocurre por mucho más que un impulso aislado, o por la estigmatizada "falta de voluntad". Así que, cuando te antojes de comer algo en particular, comprende que no se trata de un capricho, ya que detrás de esto hay un complejo sistema en tu cuerpo que, al no estar funcionando de manera correcta, te está provocando un impulso que no puedes controlar. Somos víctimas de la biología de nuestro cuerpo, exacerbada por los alimentos ultraprocesados y su industria, que nos quieren controlar. Mi objetivo es que, al finalizar este libro, ¡entiendas cómo ajustar y nuevamente sincronizar estos mecanismos para que jueguen a favor de un peso saludable!

En resumen:

- La grasa es un órgano productor de hormonas.
- La grasa parda es termogénica y se pierde con la edad. La grasa blanca se acumula con el pasar de los años.
- La grasa blanca produce leptina y adiponectina.
- La leptina es la hormona de la saciedad, reduce el apetito e incrementa el gasto energético.
- La leptina es buena, pero no la queremos en exceso.
- La adiponectina es antiinflamatoria y mejora la sensibilidad a la insulina.
- Cuando ganamos peso, la adiponectina es baja y la leptina es normal o alta, pero no funciona cuando hay resistencia a esta.
- La grelina es producida por tu estómago e intestino luego de la ingesta de alimentos, y se encarga de enviar la señal de saciedad a tu cerebro.
- Los factores epigenéticos son tu alimentación, el ejercicio, medicamentos, sustancias químicas y estilos de vida. Estos pueden hacer que desarrolles o no algunas enfermedades genéticas.
- Busca reducir los niveles de exceso de leptina y aumentar los de adiponectina, lo que se verá reflejado en la reducción de la resistencia a la insulina y, por tanto, en la pérdida de peso.

CAPÍTULO 2

LA COMIDA Y LAS EMOCIONES

Un viernes en la noche estaba en Medellín, preparando uno de los exámenes que me permitirían homologar mi título como médico en Estados Unidos. Como era habitual en aquel entonces, después de trabajar todo el día, solía ir al gimnasio y luego regresar a casa por la tarde, para ducharme y dedicarle varias horas al estudio. A medida que se acercaba la fecha de mi examen, noté que sentía cada vez más hambre, a veces me daban antojos de algo dulce que me estimulara y me motivara. En un par de ocasiones sucumbí a la tentación y comí chocolate, lo cual me dio una sensación de placer y éxtasis, que me motivó a seguir estudiando. Sin embargo, noté que, después de unos minutos, el efecto del chocolate se desvanecía y comenzaba a sentir estrés, lo que me hizo preguntarme si el estrés era la causa de mi deseo de comer algo dulce, o si comer algo dulce había sido la causa de mi aumento de estrés.

Estudiar sobre este tema me trajo aprendizajes importantes que utilizaría por el resto de mi vida.

Hambre emocional: ¿causa o efecto?

Si bien la expresión "hambre emocional" puede ser novedosa para ti, es probable que hayas experimentado esta sensación en el pasado. Te animo a que recuerdes algún momento en el que hayas sentido estrés o ansiedad y hayas intentado aliviarlo con alguna comida satisfactoria: un helado mientras llorabas por esa ruptura amorosa, unas empanadas con ají dulce para la noche de estudio antes de un examen, una rebanada de torta de chocolate para mejorar el ánimo, o cualquier otra situación con tensión aumentada que te llevó a comer (o a pensar en comer) algo que no necesitabas en ese momento. ¿Te resulta familiar? Además, me gustaría que intentes recordar si alguna vez has experimentado ansiedad al consumir algunos de estos alimentos.

La realidad es que nuestro estado emocional afecta la cantidad y el tipo de comida que comemos; sin embargo, esta relación con la comida es bilateral, pues la que decidas ingerir también puede influenciar tus emociones de manera positiva o negativa. ¡Los alimentos tienen una función que puede ser más fuerte que la de algunos medicamentos a la hora de modular nuestras emociones!

Diversos estudios nos han demostrado el poder que tienen los alimentos saludables como inversión a largo plazo para nuestro bienestar físico y mental. Esto es importante a la hora de hacer ayuno intermitente, porque el éxito de tu ayuno aumentará si excluyes alimentos que te hagan sentir ansiedad o hambre emocional. Quiero evitarte que una mala elección de tus alimentos te lleve a arruinar tu nuevo estilo de vida y, por el contrario, enseñarte a elegir alimentos que te ayudarán a sentir plenitud y tranquilidad mientras ayunas.

Nuestro cerebro establece preferencias alimenticias basadas en las emociones que experimentamos. Estudios han determinado que estudiantes en sus periodos de exámenes, y cuando se someten a altos niveles de estrés, tienen un mayor consumo de calorías, dulces y comidas grasosas. Sin embargo, estos mismos estudios han evidenciado cómo estos alimentos solo generan más ansiedad a largo plazo. Esto ocurre porque la alimentación también influye en las emociones que experimenta nuestro cerebro. Curiosamente, algunos estudios clínicos nos han mostrado que consumir dulces o alimentos poco saludables puede proporcionar una sensación temporal de bienestar en personas que sufren depresión clínica, pero este efecto no se observa en personas sin afectación emocional o que solo estén pasando por una tristeza pasajera. No obstante, no se debe justificar el consumo de alimentos ultraprocesados, dulces y grasosos en casos de depresión, ya que el impacto positivo que estos alimentos pueden tener es menor que el beneficio a largo plazo que proporcionan los alimentos saludables y no ultraprocesados.

Día a día somos víctimas de comerciales y publicidad patrocinados por el mercado industrializado, donde se nos vende la idea de que las comidas altas en dulce, grasas y calorías tendrán un mejor sabor y, por ende, nos darán más felicidad. ¡Pero mucho cuidado con esto! Pues los alimentos ultraprocesados tienen la capacidad de hacerle sentir a nuestro cerebro un falso éxtasis y, por tanto, creemos que un dulce puede ser un mejor estabilizador del ánimo que las frutas o verduras. Y aunque la industria siempre se las ingeniará para hacerte dudar de qué es lo realmente bueno para ti, no te dejes engañar y aléjate de alimentos procesados o con azúcares añadidos, si quieres empezar a modular de manera positiva tus emociones.

Las emociones impactan en tu salud general

Es fundamental señalar que la elección inadecuada de alimentos puede influir en nuestras emociones y desequilibrar condiciones médicas preexistentes, ya que existe una relación directa entre nuestras emociones y nuestra salud física.

La primera condición de la que te quiero hablar es la **diabetes mellitus**. Un estudio alemán, realizado por el doctor Printz y su equipo[2], encontró que las personas que presentaban depresión o episodios frecuentes de rabia elevaban más los niveles de azúcar en sangre. En las personas con diabetes, este descontrol incrementa el riesgo de falla renal, coma diabético y derrame cerebral. Las personas en este estudio no solo tuvieron empeoramiento de su cuadro de depresión al escoger mal los tipos de alimentos que consumieron, sino que también afectaron el control de sus niveles de azúcar en sangre cuando eligieron un mal momento para ingerirlos, pues en este estudio, el doctor Printz encontró que las personas con diabetes que comían tarde en la noche presentaron mayores tasas de depresión, mal control de los niveles de azúcar en la sangre y alteración en el patrón de sueño. Esta correlación concluye que mantener una buena salud emocional, consumir alimentos saludables y evitar comer tarde en la noche pueden tener un impacto positivo en el control de la diabetes.

Asimismo, la **obesidad** no es ajena a las emociones. Diversos estudios han mostrado cómo hombres y mujeres con sobrepeso y

---

2   Gallant, Lundgren & Drapeau (2012).

obesidad tienen mayores tasas de depresión, comparados con personas con un peso adecuado. Aquí la relación también es bilateral. Un estudio que evaluó a 1.510 sujetos encontró que las personas con depresión tenían una tendencia a consumir alimentos con mayor densidad energética y a excederse por encima de sus requerimientos calóricos. Aunque la depresión en una condición compleja, con múltiples determinantes, la evidencia actual nos ha permitido entender cómo tener malos hábitos alimentarios está ligado a sufrir de más depresión, y tener depresión está asociado a elegir comidas poco saludables y mayor obesidad abdominal.

No solo la depresión, sino también el mal humor, se han relacionado con mayor obesidad y una menor calidad de vida. Esto se debe a un mayor consumo de alimentos ultraprocesados, ya que se cree, erróneamente, que estos pueden mejorar el estado de ánimo y ayudarnos a pensar de manera más fresca y relajada. La obesidad lleva a su vez a una pobre función cognitiva, mal humor, fatiga e inactividad física. Es así como estas condiciones tienen una relación bilateral.

La depresión, según la OMS, afecta a más de 300 millones de personas en el planeta. Esta se ha asociado al hambre emocional y a hacernos tomar malas decisiones al elegir los alimentos. Diversos estudios nos han mostrado que las personas deprimidas que son víctimas del hambre emocional consumen más dulces, mientras que las personas deprimidas que NO sufren de hambre emocional consumen menos frutas y verduras, así que la depresión, independientemente de la presencia o no de hambre emocional, se relaciona con malas elecciones de alimentos. Estos mismos estudios clínicos nos han mostrado que no solo el comer, sino el solo hecho de ver una comida alta en grasa, como por ejemplo, una hamburguesa con papas fritas y gaseosa, puede estimular positivamente las emociones a corto plazo; sin embargo, en las personas con depresión de base, esta respuesta se ve multiplicada, creando mayor deseo de consumir este alimento, y poniéndolas en mayor riesgo de ganar peso.

Para concluir, es importante destacar que la falta de consumo de vegetales y frutas puede provocar un déficit de vitaminas fundamentales, como el folato, lo que se relaciona con el desarrollo de trastornos neuropsiquiátricos. Además, en pacientes con depresión y déficit de folato, se ha observado una menor eficacia de los antidepresivos. Por otro lado, la falta de consumo de pescado u otras fuentes de omega-3 está relacionada con un mayor riesgo de ansiedad y depresión. En definitiva, nuestra elección alimentaria puede impactar positiva o negativamente en nuestras emociones. La deficiencia de nutrientes como la vitamina D, el complejo B, zinc, omega-3 y antioxidantes puede sumarse a otros factores que contribuyan al desarrollo de depresión.

Si cualquiera de estas situaciones es tu caso, calma. Has llegado al lugar indicado para encontrar una solución a tus problemas de salud.

¿Por qué se genera el hambre emocional?

La dopamina es el neurotransmisor que reina en las emociones de placer, y como vimos en el capítulo anterior, está altamente asociada a un placer que se puede convertir en adictivo. El sistema de recompensa del cerebro utiliza la dopamina para hacernos sentir placer. Actividades como el sexo, ir de compras y percibir el olor de galletas o pan horneándose provocan la liberación de esta sustancia.

Ahora bien, cuando afrontamos un momento de tristeza, depresión o ansiedad, nuestros niveles de dopamina y serotonina están reducidos, así que tener un poco de dopamina extra nos ayuda a sentirnos bien. Es aquí cuando recurrimos a alimentos muy estimulantes en la producción y liberación de este neurotransmisor. A algunas personas, su cuerpo les pide cada vez mayores dosis para sentir el mismo placer, y es aquí donde inicia un círculo de adicción a las comidas con alta densidad calórica. Estos picos exagerados de dopamina nos hacen perder el control y la capacidad de ser racionales a la hora de elegir un alimento, lo que nos hace decidirnos por una opción no saludable. Así, trastornos como la depresión o la ansiedad se asocian con trastornos de la alimentación, y tener obesidad se correlaciona con mayores tasas de depresión y ansiedad.

Cambios cerebrales asociados al hambre emocional

No se trata solo de cómo nuestro cuerpo estimula la liberación de más o menos neurotransmisores como la dopamina y serotonina, sino también de cómo las áreas cerebrales que leen este mensaje cambian con nuestros hábitos alimentarios y pueden llevarnos a una relación causa-efecto bilateral, donde comer de manera inadecuada puede inducir a cambios en áreas cerebrales, y estos nos llevan a comer más.

Diversos estudios han evaluado con Resonancia Magnética Funcional (RMF) las diferentes regiones cerebrales en personas que tienen obesidad y en personas delgadas. Esta resonancia permite evaluar zonas con mayor actividad cerebral y mayor flujo sanguíneo, con actividades específicas. Como vimos en el capítulo anterior, nuestro cerebro tiene áreas específicas para regular cada función asociada al hambre:

- El hipotálamo regula la capacidad de sentir hambre o saciedad.
- El núcleo estriado regula la motivación y la estimulación de recompensa.
- La región cortical en la corteza prefrontal permite el procesamiento y la ejecución de las emociones, y nos da autocontrol.

A estas se les suma:

- El área límbica, conformada por el tálamo y la amígdala, que regula las emociones y la memoria.

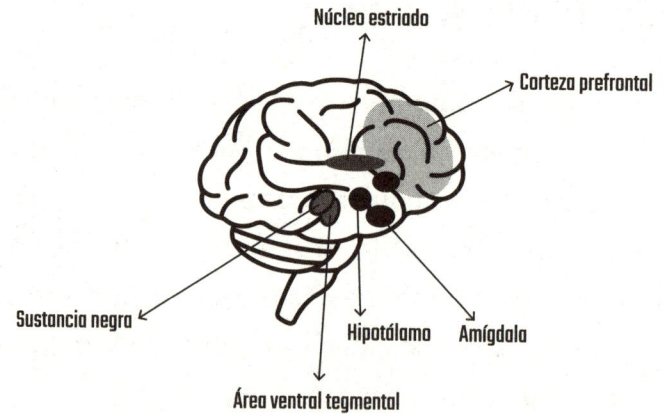

Un estudio en adolescentes con obesidad y adolescentes delgados evaluó cómo estas áreas cerebrales se activaban luego de tres estímulos diferentes, que incluían relatos que describían una comida deliciosa, fotos de postres o de esa comida deliciosa, y la ingesta de bebidas azucaradas con glucosa o fructosa. El aumento del flujo sanguíneo y más consumo de oxígeno en estas áreas cerebrales en la RMF se consideraron marcadores de actividad.

Los adolescentes con obesidad tuvieron mayor estimulación en las áreas de motivación y recompensa, y menor perfusión en las áreas de toma de decisiones, lo que los llevó a una menor inhibición por comer y baja capacidad de autocontrol. Por el contrario, los adolescentes delgados tuvieron un efecto inverso: mayor perfusión en la región prefrontal, lo que les permitió tener un mejor control sobre la función ejecutiva, en la toma de decisiones y el control del impulso.

Los adolescentes son los mayores consumidores de azúcar añadida, y luego de la llegada de los productos ultraprocesados en los años ochenta, esta prevalencia ha seguido en aumento. Hoy en día, la dieta de un adolescente promedio puede estar hasta en un 20% basada en azúcar añadida. Uno de los principales problemas detrás de esto es que, en los periodos de niñez y adolescencia, nuestro cerebro es más susceptible a cambios en los centros cerebrales de recompensa y área cortical, los cuales son cada vez más complejos de revertir, ante un círculo vicioso que se instaura al perder la capacidad de elegir los alimentos correctos y de suprimir el hambre.

El hambre emocional es algo que se establece como un hábito que es más probable que ocurra si se tienen costumbres alimentarias inadecuadas desde la infancia y adolescencia. Cuando nuestro cerebro es joven, tiende primero a tener un desarrollo de las áreas límbicas y estriadas asociadas a la recompensa, a mayor respuesta en centros de motivación, premiación y emoción, y a estimularse más con alimentos cargados de azúcar. Posteriormente, se desarrolla la región ejecutiva, en la corteza frontal, que se asocia con la correcta toma de decisiones. Esto explica por qué cuando somos más jóvenes tomamos decisiones sin pensarlo tanto, pero cuando llega la adultez, somos más racionales y lo pensamos mejor antes de lanzarnos a un vacío. Es así como, con el tiempo, nuestro cerebro desarrolla una capacidad de tomar decisiones más racionales y menos emocionales al elegir los alimentos.

No obstante, aunque mucho entendemos de estos cambios cerebrales, la ciencia todavía no tiene claras algunas cosas:

¿Es este fenómeno **causa o efecto**? ¿Es el hecho de tener obesidad lo que induce a estos cambios cerebrales, o son estos cambios cerebrales los que predisponen a tener obesidad?

¿En qué momento empieza esta predisposición? Algunos estudios sugieren que podría comenzar desde la vida uterina, y se determina por los alimentos que ingiera nuestra madre. Otros estudios sugieren que es durante la niñez, y se vuelve dependiente de cómo nos alimentan al nacer y en los primeros años de vida. Lo que sí es claro es que recibir los alimentos incorrectos en las primeras etapas de la vida puede llevar a establecer una inadecuada **memoria metabólica**. Para entender este importante concepto se puede pensar en los centros que controlan nuestro metabolismo al nacer como una "configuración de fábrica" diseñada para garantizar el óptimo funcionamiento del cuerpo, en términos de la armonía en la producción y cantidad de hormonas, y en cómo el cerebro las interpreta. Sin embargo, cuando consumimos alimentos inapropiados se producen estrés e inflamación, que afectan esta configuración o memoria metabólica, dando lugar a anomalías y disfunciones hormonales y de sus receptores, lo que aumenta la susceptibilidad a enfermedades crónicas como la diabetes y la obesidad.

Por último, debemos preguntarnos, ¿cuál es la potencial reversibilidad de esta memoria metabólica como primer paso para lograr una pérdida exitosa de peso y modificar estos patrones hormonales y respuestas cerebrales? ¡Esta respuesta podría estar en el ayuno intermitente!

¿Qué pasa cuando elegimos los alimentos correctos?

Una encuesta realizada en más de doce mil adultos, en Australia, durante más de dos años, encontró una fuerte asociación entre el consumo de frutas y vegetales y la tasa de satisfacción, felicidad y sensación de bienestar. Estos buenos hábitos también mostraron reducción del estrés en estudiantes. La comida procesada, en cambio, tuvo un impacto negativo.

El ayuno intermitente no solo ayuda a reducir tu peso y recalibrar la memoria metabólica, sino que, en compañía de un plan estructurado de alimentación para las horas donde la ingesta es permitida, posibilita impactar en estos cambios cerebrales y hormonales.

La elección correcta de los alimentos tiene capacidades únicas para afectar las emociones, y quiero compartirte un poco sobre algunos de ellos:

La proteína es uno de los ejes de un programa de ayuno intermitente, y aunque más adelante te explicaré por qué, por ahora puedo decirte que es fundamental en la formación del ADN, el crecimiento, la síntesis de hormonas, de músculos y tejidos en general. También impacta en las emociones que siente nuestro cuerpo. Los alimentos altos en proteínas son importantes para reducir y prevenir estados depresivos.

La proteína vegetal o animal tiene diversas presentaciones, todas con impacto positivo en las emociones. Las proteínas tienen alto contenido de triptófano, que es un aminoácido esencial, definido así porque nuestro cuerpo no lo sintetiza y, por tanto, lo debemos recibir en nuestra dieta. El triptófano es importante en el crecimiento y es un precursor para la síntesis de la serotonina, ayuda a promover un sueño saludable y buen estado anímico.

En un estudio se concluyó que el consumo de snacks altos en proteína de soya mejoró las habilidades cognitivas, controló el apetito y la saciedad, y aumentó la calidad de la dieta de adolescentes. En el caso de las carnes —y aunque comer más de 400 gr de carne roja por semana podría aumentar el riesgo de padecer cáncer de colon—, cuando se evaluó en mujeres australianas el impacto de consumirla de manera moderada vs. no consumirla, en quienes no la consumieron se encontró un aumento del doble del riesgo de sufrir de depresión y de ansiedad. En el caso del pescado, aumentar su consumo semanal en sujetos sin depresión no impactó de manera positiva o negativa en el riesgo de desarrollar esta condición; sin embargo, en personas que ya sufrían de esta enfermedad, el consumo del pescado contribuyó a reducir de los niveles de depresión.

Aunque se requieren más estudios para evaluar esta correlación, lo que nos sugieren estos datos es que la proteína, ya sea de fuente vegetal o animal, debe ser parte de la base de nuestra alimentación, si queremos impactar de manera positiva en nuestras emociones.

Los vegetales y las frutas son altos en flavonoides y fitoquímicos. Estos últimos son producidos por vegetales y frutas de colores intensos, y son potentes antioxidantes, anticancerígenos, y protegen de infecciones virales y bacterianas. Las frutas y verduras contienen vitaminas hidrosolubles y minerales. Aunque las frutas y los vegetales pueden adquirirse de forma enlatada, congelada, frita y cocida, se sugiere consumirlos lo más frescos posibles, congelados o de manera no procesada, para que tengan un impacto adecuado en nuestra salud mental. Estudios en hombres y mujeres han mostrado que el consumo de estos alimentos mejora las funciones cognitivas, la salud mental y las emociones de modo directamente proporcional. Los flavonoides mejoran el estado de ánimo y los procesos cognitivos, al estabilizar la función ejecutiva y reducir los procesos cognitivos depresogénicos. En un estudio con niños y adolescentes se concluyó que el consumo de concentrado de bayas frescas redujo el riesgo de depresión y les permitió ser más felices.

Las frutas y verduras que tienen mayor impacto en tu salud mental son: brócoli, apio, zanahoria, espinaca, olivas, tomates, lentejas, ajo, cebolla, coles de Bruselas, nueces de soya, bayas, nueces secas, peras y manzana, y aunque no está determinado cuál aporta más, lo que importa es la variedad y frecuencia de estas en tu dieta. Es un hecho, diversos estudios nos muestran cómo en adultos jóvenes el consumo diario de vegetales y frutas de diferentes colores se asocia positivamente con mejores emociones, mayor creatividad y felicidad. Por último, la gran ventaja de las frutas y verduras es que no tienen dosis excesiva, siempre y cuando se consuman completas. Si alguien te dijo que la fruta engorda, ¡están muy equivocados! O al menos, la respuesta es, depende de cómo la comes. Una preocupación es la carga de fructosa que estas aportan, pero, a diferencia de un jugo, que concentra toda esta fructosa y elimina la fibra, al consumir las **frutas enteras,** los estudios nos han mostrado que hacen parte de un plan balanceado de pérdida de peso. Esto se debe a que, al consumir la fruta entera, su fibra soluble e insoluble forma un gel que estabiliza las moléculas de fructosa y, al llegar al intestino delgado, evita que una porción significativa del azúcar natural de la fruta se absorba por nuestro cuerpo.

El café es un alimento que me encanta, y hablar sobre él y sus beneficios para la salud nos daría perfectamente para escribir un libro. Cuando es consumido desde la mañana se ha asociado a un mejor rendimiento mental y menores tasas de tensión y estrés; también reduce la fatiga e incrementa el estado de alerta. Consumir de tres a cinco tazas de café tiene una gran cantidad de beneficios cardiovasculares, entre ellos reducción del riesgo de eventos cerebrovasculares como ataques y arritmias cardiacas, e incluso reduce el riesgo de desarrollar diabetes mellitus. En lo que respecta a las emociones, estudios realizados por el doctor Mirzaei y su equipo[3] demostraron que mujeres consumidoras habituales de café lograron tener menor prevalencia de depresión. Sin embargo, se deben tener presentes algunos factores a la hora de consumirlo. Tomar café en exceso produce nerviosismo, ansiedad, insomnio y dolores de cabeza. Por su parte, las personas mayores de cuarenta y cinco años pueden ser más sensibles a la cafeína, por lo que se recomienda que consuman una cantidad menor. Las mujeres embarazadas y los niños menores de doce años no deberían tomar café. Por último, el café debe ser consumido en la mañana, o al principio de la tarde, para así evitar que interfiera el sueño. Si hiciera una lista de los mejores alimentos que tenemos en el planeta, el café definitivamente estaría allí.

El chocolate alto en cacao, y me refiero al chocolate sin azúcar, tiene grandes propiedades que modulan las emociones y alivian la tensión. Tiene componentes como cafeína y teobromina, con propiedades estimulantes. Además, el chocolate contiene químicos psicoactivos, como las anandamidas, receptores celulares para neurotransmisores presentes en nuestro sistema nervioso, a los que se unen los opioides propios o exógenos, que tienen la capacidad de hacernos sentir felicidad, tranquilidad, y bloquear el dolor, y tiramina y feniletilamina, que tienen propiedades similares a las anfetaminas, pero que son metabolizadas en segundos por nuestro cuerpo. Estas características le permiten al chocolate cumplir funciones antidepresivas y mejorar los niveles de energía. Sin embargo, comerlo en exceso tiene el riesgo de inducir al consumo de otros dulces,

3   Mirzaei (2011).

y además puede producir ansiedad. Estudios en mujeres que participan en programas de pérdida de peso encontraron que consumir chocolate puede generar sensación de culpa, pero el consumo regular, en bajas dosis, se asoció a mayor felicidad y mejores emociones. El chocolate sin azúcar, entonces, es una opción que ocasionalmente puedes incluir en tu alimentación. Sin embargo, si no te hace falta, no será superior a las frutas, las verduras y la proteína para modular tu humor.

El agua, aunque quizá parezca muy sencillo, es el elemento básico para la vida. Protege órganos y tejidos, ayuda a la regulación de la temperatura, permite la excreción de toxinas en la respiración, defecación y orina, mejora la digestión y previene el estreñimiento, pero también es clave en la absorción de nutrientes, aumentando nuestros niveles de energía, en las funciones cognitivas y en las emociones.

La deshidratación en mujeres lleva a fatiga, reducción de la actividad y mal sueño, y diversos estudios nos han mostrado que estar deshidratados se asocia con estar de mal humor y sufrir de depresión. Los hombres deshidratados, por su parte, presentan reducción del nivel de energía, ansiedad, mal humor y mala memoria.

Tomar agua en exceso no es recomendable, pero evitar estar deshidratados sí es clave para el manejo de las emociones. Los requerimientos diarios de agua según la OMS son, en promedio, de dos litros para mujeres y tres litros para hombres, si se considera además que un 20% de nuestros requerimientos están incluidos en nuestras comidas. Si quieres un parámetro adecuado de qué tan hidratado estás, mira el color de tu orina, esta debe ser clara, transparente, o con un mínimo tinte amarillo. Si su color es amarillo oscuro, definitivamente necesitas tomar más agua.

En adición a estos alimentos, que ofrecen un balance emocional óptimo, también hay gran **variedad de nutrientes** incluidos en otros, o mediante suplementación vitamínica, que juegan un papel clave en las emociones. El ácido fólico, el omega-3, el hierro y la tiamina tienen un rol clave en el ajuste de tus emociones.

Adultos con niveles bajos de **ácido fólico** pueden presentar depresión, desórdenes neuropsicológicos y epilepsia, y en personas ancianas, la suplementación de ácido fólico ha mostrado mejor humor y desempeño cognitivo.

El **omega-3** puede ingerirse en forma de tres importantes ácidos grasos, que son el ácido linoleico (ALA), presente en las semillas secas; el ácido eicosapentaenoico (EPA) y el ácido docosahexaenoico (DHA), presentes en pescados de aguas frías, como el salmón. Estos ácidos permiten mejorar el control de las emociones, la conducta y el control de los impulsos. Y quiero aquí asegurarme de que tu alimentación incluya nueces, pues estas mejoran el estado anímico, reduciendo la tensión y la ansiedad. Este efecto se atribuye a su alto contenido de antioxidantes, que incluyen folato, vitamina E y ácidos grasos de omega-3, que protegen el sistema nervioso central.

El déficit de **hierro** y la anemia por este se relacionan con la fatiga, poca atención y depresión. Si has sufrido de anemia en el pasado, es importante conocer tus niveles de hemoglobina y de hierro en sangre. Las carnes rojas, los fríjoles, las lentejas, las arvejas y las espinacas son excelentes fuentes de este mineral.

El hierro también puede ser administrado en jarabes, pastillas, o de manera venosa, cuando está indicado.

Por último, la suplementación de **tiamina** se asoció en estudios con una mayor sociabilidad, bienestar, y mayores niveles de energía. Niveles bajos, por su parte, se asociaron al mal humor y pobres funciones cognitivas.

Regular el hambre emocional con ayuno intermitente

Ya tenemos clara la cantidad de fenómenos por los que pasa nuestro cerebro cuando ganamos peso, al perder el control de la saciedad y la capacidad de elegir de manera racional los alimentos correctos, que al final nos llevan a más ganancia de peso. Están relacionados con una mayor depresión y cambios emocionales, que a su vez se asocian a un mayor consumo de alimentos con alta densidad calórica. Este es un círculo vicioso de hambre emocional que, con el tiempo, afecta tu memoria metabólica.

En esta era moderna de redes sociales, las tendencias impactan de manera activa nuestras vidas, al buscar que veamos comidas que deprimen nuestras emociones como productos que nos dan felicidad, y literalmente nos hacen creer que estos productos "nos encantan". Por el contrario, alimentos saludables, con el potencial real de mejorar el estado de ánimo, no se promueven. Por eso quise compartirte cuáles son esos superalimentos que ten dan grandes beneficios, no solo para regular tu peso, sino también tus emociones. Si no lo has hecho, es hora de que los hagas parte de tu alimentación y te conviertas en influencer de tu vida.

Ayunar para regular las emociones

El ayuno intermitente es el complemento ideal de la alimentación correcta. Es la pieza clave fundamental, y aunque cuando se inicia puede producir irritabilidad en los primeros días, en algunas personas, luego de superada esta fase, el ayuno prolongado induce a múltiples cambios neurometabólicos en nuestro cuerpo, que van desde una reducción de los niveles de glucosa, leptina e insulina hasta la neuromodulación de los sensores metabólicos de las neuronas laterales del hipotálamo, ajustando los deseos intensos de comer. Esta neurogénesis también aumenta la plasticidad sináptica y regula la sensación de dolor, nuestras funciones cognitivas, y tiene impactos antienvejecimiento.

Niveles de leptina persistentemente elevados se relacionan con afecciones emocionales, y la sobrealimentación estimula la leptina. De manera opuesta y fisiológica, durante el estado de ayuno hay bajos niveles de leptina y, por tanto, una mejor regulación de las emociones.

El ayuno, además, lleva a una activación neuroendocrina, que aumenta los niveles de norepinefrina, epinefrina, dopamina, serotonina, cortisol, y la hormona de crecimiento, que son claves no solo en la regulación de emociones, sino también para mantener nuestra salud metabólica y acompañarnos en la pérdida de peso. Y aunque no queremos cantidades excesivas de cortisol y catecolaminas, pues sus excesos pueden ser dañinos, el ayuno activa un mecanismo de autoprotección celular que compensa los efectos nocivos de estas sustancias. Otro potencial mecanismo del ayuno que mejora el estado anímico es el aumento en la liberación de opioides endógenos, como la β-endorfina.

Hoy, cerca de diez años después de vivir las experiencias que me hicieron sentir ansiedad de comer mientras preparaba mis exámenes, me encuentro en un escritorio en Silicon Valley (California), y mientras escribo estas palabras, estoy disfrutando de un café y unas rebanadas de queso que hoy son más que un snack, son un código cargado de información que les enseña a mi cerebro y a mi cuerpo a regular mis emociones a través de mi alimentación, que es la clave fundamental de un ayuno efectivo y sano.

Elegir los alimentos correctos, con balance, e ingerirlos en el momento preciso, te dará la mejor sensación de recompensa, logro y control.

En resumen:

- Cuando nuestro cerebro es joven, existe una mayor respuesta en los centros de motivación y premiación. Por el contrario, hay menor respuesta en centros ejecutivos y de toma de decisiones.
- Exponer a nuestros niños a azúcares y alimentos ultraprocesados puede generar cambios difíciles de corregir en su cerebro, que apenas se desarrolla.
- Un estilo de vida estresante aumentará tus deseos de comida altamente saciante y no saludable, con la falsa sensación de mejorar tu estado de ánimo. Una alternativa saludable te proporcionará una sensación de bienestar más duradera y significativa.
- Elegir opciones saludables te ayudará a reajustar tu memoria metabólica y vivir más feliz.
- Los vegetales y la proteína deben estar en tus comidas siempre. El café, si te gusta, no debe faltarte.
- No olvides hidratarte con agua. Una mujer sana debe tomar dos litros, y un hombre, tres litros cada día.
- La memoria metabólica puede reajustarse con alimentación saludable y con ayuno intermitente.

CAPÍTULO 3

TEORÍA DE LA INSULINA

Cuando practiqué endocrinología en Colombia, observaba cómo mis pacientes con diabetes, en quienes iniciaba tratamientos con insulina, experimentaban aumento de peso. Aunque la insulina es un medicamento salvador que les permitía controlar sus niveles de azúcar y prevenir complicaciones graves como la ceguera, la falla renal, el dolor crónico y la amputación de extremidades, el aumento de peso era un efecto secundario que debían aceptar como parte del tratamiento.

Cuando no tenemos diabetes, nuestro cuerpo produce insulina de manera natural para regular los niveles de azúcar en nuestro cuerpo y llevar una vida saludable. Empecé a analizar esta hormona en profundidad para responderme si era en realidad beneficiosa o perjudicial para nosotros, y comencé a entender que la respuesta a esta pregunta dependía del momento y de la cantidad que estaba presente en nuestro cuerpo, y que eran múltiples factores los que hacían estas variaciones posibles.

La insulina es una hormona producida por el páncreas, que ayuda a regular los niveles de azúcar en la sangre. Cuando comemos, en especial alimentos ricos en carbohidratos, el nivel de azúcar en la sangre aumenta y el páncreas libera insulina para ayudar a transportar el azúcar a las células del cuerpo y que sea utilizada como combustible. Hasta aquí todo va muy bien. Sin embargo, las dietas ricas en carbohidratos o alimentos ultraprocesados, comer múltiples veces durante el día y tener un estilo de vida sedentario hacen que la insulina esté persistentemente elevada, lo que lleva, con el tiempo, a que las células del cuerpo se vuelvan resistentes a la insulina y no puedan absorber tanta azúcar. Este fenómeno se llama **insulinorresistencia**.

La insulina es una hormona con propiedades anabólicas, lo que quiere decir que tiene la capacidad de acumular energía almacenando nutrientes y construir tejidos musculares y grasos, y aunque su función es fundamental para regular los niveles de azúcar en la sangre, cuando hay resistencia a esta, la ganancia de peso por acumulación de grasa es un desenlace recurrente. Cuando hay insulinorresistencia y consumimos una gran cantidad de carbohidratos, nuestro páncreas induce a la liberación de insulina para permitir que la glucosa ingrese a las células de nuestro cuerpo. No obstante, debido a que esta insulina encuentra resistencia en tejidos como el músculo, la grasa y el hígado, se genera un mecanismo reflejo donde a nuestro páncreas no le queda más que producir una mayor cantidad de esta hormona, para que nuestro cuerpo absorba así una mayor cantidad de azúcar; este exceso de azúcar se almacena como grasa por la insulina. Se cree, además, que, al tener menor cantidad de glucosa disponible en la sangre, luego de que la insulina la acumuló como grasa, nuestro cuerpo baja su gasto energético. Esta reducción va ligada a una menor eficiencia muscular, a fatiga y a más inactividad física, lo que implica un círculo vicioso de menor eficiencia metabólica que lleva a mayor ganancia de peso.

Esta pérdida en la eficiencia de la insulina o insulinorresistencia es importante a largo plazo también, porque con el pasar de los años, esta insulina poco eficiente pierde más y más su capacidad de introducir el azúcar que comemos dentro de las células, permitiendo la acumulación de azúcar en el torrente sanguíneo. Esto nos genera problemas de salud como la diabetes tipo 2. Es así como los alimentos ricos en azúcares y ultraprocesados nos llevan a un ciclo de insulinorresistencia, ganancia de peso y, finalmente, diabetes.

Las células beta están en el páncreas y su función es producir la insulina. Sin embargo, estas tienen una capacidad de producción máxima que se determina por nuestra genética y por cómo nos exponemos o no a factores epigenéticos. Estas células pancreáticas se comportan como el motor de un carro. Un motor que esté bien cuidado y haya recibido un mantenimiento regular podría funcionar hasta completar 250.000 kilómetros. No obstante, dependiendo de cómo se maneje, las condiciones ambientales a las que este se exponga, el mantenimiento y combustible que se le den, este motor podrá completar más o menos kilómetros antes del fin de su vida útil.

Sobreexigir este motor o no darle el mantenimiento adecuado es lo que ocurre cuando inducimos a una excesiva producción de insulina como respuesta desesperada de nuestro cuerpo para suplir esa demanda de metabolizar todo el exceso de comida que recibe. Pero esta capacidad llega a su fin, nuestro páncreas se agota y se produce el temible fallo de la célula beta, donde las células beta, que normalmente producían la insulina en el páncreas, se envejecen y mueren de forma prematura, con la consecuente aparición de la diabetes. ¡Debemos evitar este desenlace a toda costa! Y el mejor primer paso para hacerlo es no sobreestimular la liberación excesiva de insulina.

La insulina, en cantidades normales, es una hormona necesaria para vivir, pero estimular picos elevados o constantes es sinónimo de inflamación y de resistencia a esta, lo que impacta en la regulación metabólica y en la ganancia de peso. Si esto persiste, llevará al desarrollo de diabetes.

Insulina, acumulación de grasa e inflamación

La llegada de la industria de los ultraprocesados ha causado la sobrealimentación y el consumo de alimentos densamente calóricos, que son estimulantes frecuentes de insulinorresistencia y picos altos de insulina.

Cuando la insulina en nuestro cuerpo no funciona de manera eficiente (insulinorresistencia), la mejor manera que encuentra este de compensarla es aumentando los niveles de insulina (hiperinsulinemia). Y cuando los niveles de insulina se elevan, tendemos a acumular más grasa.

A medida que acumulamos más grasa, se produce más leptina para estimular saciedad, pero, con el tiempo, puede desarrollarse resistencia a la leptina. Esto hace que nuestro cuerpo crea que los niveles de leptina son bajos, lo que contribuye a un aumento adicional de peso mediante el almacenamiento de grasa. La leptina resistente no solo disminuye el metabolismo, sino que también estimula el apetito, reduciendo nuestra capacidad de sentir saciedad. Aunque la insulina no responde directamente a la grasa como lo hace la leptina, esta acumulación de grasa puede inducir a una insulinorresistencia. A medida que aumenta la cantidad de insulina en nuestro cuerpo, puede haber una mayor acumulación de grasa, acelerando así este círculo vicioso.

Son diversas las situaciones que nos muestran cómo la insulina nos hace acumular grasa corporal. En el día a día vemos que las personas con diabetes tipo 2, quienes han desarrollado resistencia a la insulina y, en algunos casos, con el paso del tiempo pierden la capacidad de producirla, requieren la utilización de insulina como un medicamento que les permita controlar sus niveles de azúcar, pero un efecto secundario es que induce a una ganancia de peso y acumulación de grasa. Otro ejemplo, a nivel local, es la capacidad que tiene la insulina inyectable de producir lipodistrofia en la piel, que es engrosamiento y acumulación de grasa en la parte específica del cuerpo donde se aplica. Por este motivo los médicos les pedimos a los pacientes con diabetes que roten el sitio de aplicación, que no lo hagan siempre en el mismo lugar.

Estos efectos fueron bien documentados por el doctor Mackay[4], en 1937, en pacientes con diabetes, y posteriormente, en 1956, el doctor Beaton[5] demostró cómo los ratones sanos que recibían insulina exógena tenían ganancia de peso. Estos estudios evidenciaron la presencia de un ciclo en el que una mayor insulina y mayor insulinorresistencia llevaban a mayores niveles de insulina al despertar. En algunos pacientes con obesidad y diabetes se han encontrado niveles de insulina elevada hasta un 900% por encima de lo normal.

Otro motivo por el que debemos evitar la insulinorresistencia y ganancia de grasa se debe a su correlación con la inflamación crónica; existe una relación cercana entre la obe-

4   Reeves, Allen & Tattersall (1980) y Mackay (1937).
5   Beaton G. H. & Curry (1956).

sidad, la resistencia a la insulina, el aumento del colesterol en sangre y la inflamación. Aunque son múltiples los mecanismos involucrados aquí, el exceso de tejido graso en nuestro cuerpo tiene la capacidad de degradar más grasa mediante un proceso llamado lipólisis. Este libera de manera excesiva ácidos grasos libres y sustancias proinflamatorias que activan vías inflamatorias mayores, como las NFκB y JNK a nivel celular, que liberan citoquinas, pequeñas moléculas que atacan de manera crónica a nuestro cuerpo, lo inflaman y pueden producir resistencia a la insulina en células que normalmente respondían muy bien a esta hormona. ¡Tener niveles elevados de insulina al despertar está directamente correlacionado con la ganancia de peso e inflamación!

Camino a reducir los niveles de insulina

Diversos estudios en animales y humanos han utilizado el Diazóxido, un medicamento que reduce los niveles de insulina. Un estudio realizado por el doctor Alemzadeh[6] durante diez semanas comparó este medicamento vs. placebo. De manera interesante se encontró que en los sujetos que recibieron Diazóxido, los niveles de insulina fueron mucho menores, mientras que los niveles de glucosa estuvieron normales en ambos grupos. Y lo que es más interesante aún, los pacientes que recibieron este medicamento y tuvieron menores niveles de insulina, lograron también un 5% más de pérdida de peso, al compararse con los

6 Alemzadeh *et al.* (1998).

sujetos del grupo placebo, que continuaron teniendo niveles altos de insulina. De manera similar, algunos estudios han evaluado otros medicamentos, dieta cetogénica, ayuno intermitente o dietas con bajo índice glicémico, que muestran un resultado positivo en la reducción de picos de insulina.

Así que si el principal estimulante para que nuestro páncreas libere insulina es el azúcar que recibimos al comer, ingerir abundantes alimentos libera más insulina, lo que lleva a más acumulación de grasa. Empieza a tener sentido por qué comer menos carbohidratos estimularía menos la producción de insulina y, por tanto, la acumulación de grasa. Sin embargo, la realidad detrás de la ciencia reciente nos ha demostrado que los carbohidratos no son el único factor que estimula la producción de insulina y la ganancia de peso.

Los carbohidratos son los estimulantes de insulina más efectivos que existen. Pero en el 2015 el doctor Hall[7] realizó un estudio en los laboratorios del Instituto Nacional de Salud de los Estados Unidos (NIH), donde evaluó a hombres y mujeres que fueron sometidos a dietas con reducción del 30% de sus calorías. Un grupo recibiría dietas bajas en carbohidratos, y el otro, una dieta baja en grasas. El objetivo principal era entender cómo variaban los picos de insulina con cada dieta particular y cuál de estas dietas permitía una mayor pérdida de grasa a corto plazo. El grupo con dieta baja en carbohidratos logró una reducción de un 20% en su liberación de insulina e incrementó la oxidación de su grasa, lo que se tradujo en reducción de grasa corporal de aproximadamente 56 gramos por día. El grupo que

---

7 Hall *et al.* (2015).

consumió una dieta baja en grasas logró una pérdida de grasa corporal algo mayor que el grupo con dieta baja en carbohidratos (89 gramos por día). Aunque este estudio abarcó un corto periodo y no nos permite saber qué pasará a largo plazo en estas dietas, lo que se encontró es que una disminución marcada de carbohidratos reduce la insulina y permite la pérdida de peso, pero el grupo con dieta baja en grasas también logró perder grasa, independientemente de no cambiar sus niveles de insulina, lo que nos sugiere que hay otros factores en nuestro cuerpo que influencian la pérdida de grasa. La insulina no es la única en el proceso de pérdida de peso.

Existen diferentes tipos de carbohidratos, y estos tienen un determinado **índice glicémico**. Este índice es la capacidad que tiene un carbohidrato para convertirse en azúcar en nuestro cuerpo y estimular picos más altos de insulina. Carbohidratos altos en azúcar, galletas, pasteles, pan blanco y bebidas azucaradas tienen un alto índice glicémico y, por tanto, alta capacidad de convertirse de inmediato en azúcar en nuestro cuerpo. Por el contrario, los carbohidratos complejos son los que están en la comida real, como la avena en hojuelas, la quinua, el pan multigrano integral, la batata, las arepas de maíz. Estos tienen un menor índice glicémico, producen picos menos elevados de azúcar y menor estimulación de insulina. Así que debo ser claro aquí: debes evitar a toda costa los carbohidratos de alto índice glicémico, pero esto no quiere decir que debas eliminar todos los carbohidratos de tu dieta. Los carbohidratos de bajo índice glicémico deben hacer parte de tu alimentación y son pieza clave para darle balance a tu nutrición y regular de manera sana tu peso; por el contrario, la restricción extrema de carbohidratos puede reducir nuestro metabolismo, haciendo que volvamos a ganar peso con el pasar del tiempo. Y aunque estos mecanismos los ilustraremos en detalle en el próximo capítulo, te cuento por ahora que los carbohidratos de bajo índice glicémico, las grasas y las proteínas en nuestra dieta nos ayudan a mantener nuestro metabolismo activo. Metabolizar un carbohidrato de alto índice glicémico es una tarea sencilla, comparada con metabolizar la grasa y las proteínas, ya que estas demandan un gasto energético mayor, que contribuye a mantener nuestro metabolismo activo.

¡Un programa de ayuno exitoso requiere balance en los alimentos que comamos sin restricciones extremas!

Por último, quiero agregar un importante concepto. Debemos entender que nuestro cuerpo, en un momento particular, puede enfocarse solo en una función, ya sea almacenar energía o consumirla, pero no puede hacer las dos al mismo tiempo. Si comemos de manera constante y a lo largo del día, nuestro cuerpo se ocupará la mayor parte del tiempo en almacenar el exceso de energía en reservas de grasa. Sin embargo, cuando comemos con menor frecuencia y ayunamos, nuestro cuerpo tiene más tiempo libre para enfocarse en la tarea de quemar grasa y exceso de energía. ¡Cuando ayunamos, le permitimos a nuestro cuerpo enfocarse en consumir la energía y no en acumularla!

De la complejidad de nuestro metabolismo a acciones sencillas

La obesidad, la diabetes y el aumento de los ácidos grasos libres en sangre se correlacionan con mayor secreción de insulina y con insulinorresistencia. A estos factores se le suman la grasa corporal y el hígado, como dos mediadores importantes en estos procesos.

Nuestro tejido adiposo funciona como un órgano que controla la síntesis y ruptura de lípidos y la liberación de ácidos grasos, y también secreta las adipoquinas leptina y adiponectina, como lo discutimos en el capítulo 1. El hígado, por su parte, controla la generación de nuevas moléculas de azúcar (gluconeogénesis) y de cuerpos cetónicos (cetogénesis), además del empaquetamiento de lípidos y su secreción.

Los malos hábitos alimentarios no solo estimulan la insulina en exceso, sino que también desencadenan una serie de eventos interconectados, que incluyen la producción excesiva de glucosa en el hígado, la secreción excesiva de ácidos grasos libres o su almacenamiento ineficiente en las células grasas, la resistencia del músculo a la acción de la insulina y la disminución de la sensibilidad de las células cerebrales a los estímulos de saciedad y hambre. Estos factores se interrelacionan y contribuyen al desarrollo de enfermedades metabólicas y obesidad.

Tener estos conocimientos nos ha permitido tomar acciones para compensar y revertir estos efectos. Abordar la resistencia a la insulina a través de intervenciones en los alimentos que ingieres puede contribuir a contrarrestar la obesidad. Por el contrario, los estudios en animales y humanos nos han mostrado que las dietas ricas en grasas saturadas, carbohidratos de alto índice glicémico, fructosa y sacarosa, y bajas en proteínas, son promotoras de la resistencia a la insulina. El ayuno intermitente es un camino práctico para inhibir el exceso de liberación de insulina, que mejora la sensibilidad a esta, reduce su liberación excesiva y lleva a la pérdida de peso.

A continuación, me complace compartir contigo algunos de los fundamentos esenciales de la salud metabólica científicamente validados, que, junto con la práctica del ayuno intermitente, reducirán la resistencia a la insulina y pueden ayudarte a alcanzar la salud y el bienestar que tanto anhelas:

Elimina por completo los alimentos ultraprocesados y reduce o elimina los carbohidratos con alto índice glicémico.

Incluye aceite de oliva, pescados, cereales enteros, vegetales y frutas en tu dieta: sus capacidades antioxidantes reducen la inflamación y revierten la resistencia a la insulina.

Aumenta el consumo de fibra soluble: esta se encuentra en la avena, los guisantes, los fríjoles, las lentejas, las manzanas, las zanahorias, la cebada, o en suplementos como el psilio; el principal producto de la fermentación de la fibra soluble en nuestro intestino delgado son los ácidos grasos libres de cadena corta, butirato, propionato y acetato, que son fuente de energía para las células del intestino y su microbiota intestinal. Estos ácidos grasos libres, en especial el butirato, se han asociado a un mejor control de la glicemia, del colesterol, del peso corporal, y a la reducción de la resistencia a la insulina. El butirato, además, reduce la ghrelina, la hormona del hambre.

Consume carnes rojas con moderación: las aminas biogénicas que se encuentran en las carnes rojas incluyen la colina y el óxido de N-trimetamina, que se asocian a un mal perfil cardiometabólico y resistencia a la insulina. Sin embargo, la histidina y la lisina presentes en la carne reducen la inflamación y el estrés oxidativo.

Regula la flora bacteriana: la disbiosis intestinal, o alteración de la flora bacteriana normal, produce resistencia a la insulina, eleva el colesterol y aumenta la inflamación. Y aunque regular la flora bacteriana como acción aislada no eliminará por completo la resistencia a la insulina, regularla mediante el consumo de probióticos o yogur alto en estos microorganismos contribuye de manera positiva.

Levanta más pesas: el músculo representa del 35 al 45% de nuestro peso y metaboliza hasta el 70%-80% de la glucosa luego del estímulo de la insulina. Tener tus músculos entrenados aumenta el consumo de calorías de tu cuerpo y mejora la eficiencia del músculo al responder a la insulina y metabolizar el exceso de azúcar, reduciendo la acumulación de grasa.

Estos pilares hacen parte de este programa de ayuno intermitente que aprenderás y con el que podremos desencriptar el poder que hay detrás de este método.

En resumen:

- Las maneras más eficientes de castigar nuestro cuerpo para estimular picos de insulina incluyen tener una dieta rica en carbohidratos, comer múltiples veces durante el día y tener un estilo de vida sedentario.
- A medida que ganamos grasa, nuestro cuerpo sufre una mayor inflamación y se aumenta nuestra resistencia a la insulina.
- Cuando hay menos picos de insulina, acumulamos menos grasa corporal.
- El índice glicémico es la capacidad que tiene un carbohidrato para convertirse en azúcar en nuestro cuerpo y, por tanto, estimular picos más altos de insulina. Los carbohidratos de alto índice glicémico se deben evitar.
- No elimines por completo los carbohidratos, elige los que son de buena calidad e índice glicémico favorable.
- Levanta pesas, consume más fibra y no olvides incluir pescado y vegetales en tu dieta.

CAPÍTULO 4

¿POR QUÉ ALGUNOS NO LOGRAN BAJAR DE PESO?

Durante casi dos décadas, he estado inmerso en el maravilloso mundo de la actividad física, experimentando los innumerables beneficios que esta trae consigo. En mi camino he presenciado cómo la gente ha caído en la tentación de seguir modas efímeras, que prometen soluciones rápidas para la pérdida de peso, tales como productos herbales, suplementos, geles reductores y fajas abdominales, solo para encontrarse con que estos les han dejado en una situación peor de la que enfrentaban cuando comenzaron, perdiendo tiempo y dinero en el proceso. En algunos casos, estos productos incluso ponían en riesgo su salud, por contener sustancias prohibidas en el mercado. Recuerdo claramente que unas gotas reductoras se hicieron famosas y la gente las consumía con la esperanza de quemar grasa y suprimir el apetito, para descubrir después que contenían sibutramina, una sustancia que aumenta el riesgo de ataques cardíacos y que, por este motivo, había sido retirada del mercado años atrás. Vi la desesperación de muchos al no poder conseguir más de estas gotas, incluso estando dispuestos a arriesgar su salud para seguir tomándolas. Pero la verdad es que no existen productos mágicos que hagan que la pérdida de peso sea fácil y milagrosa. La clave para abordar este problema está en entender los procesos complejos detrás de la recuperación de peso para enfrentarlos desde la raíz. Y hoy te ayudaré a comprender estos conceptos clave de una manera sencilla y efectiva, basada en la ciencia, para que puedas aplicarlos y logres obtener los resultados que siempre has deseado.

La prevalencia de obesidad y sobrepeso puede llegar, en algunos rincones de países desarrollados, a un valor tan alto como el 75% de los adultos y el 37% de los niños. En Estados Unidos esta genera un costo al sistema de salud de aproximadamente 300 billones de dólares por año, donde, además, 75 billones de dólares son invertidos por las personas en reductores de peso "mágicos", aceites y/o suplementos que venden la falsa promesa de hacerles perder peso.

Son múltiples las historias que llegan a mi cabeza al recordar conocidos y pacientes que han buscado comer menos calorías con diversas dietas, tomar medicamentos reductores de peso, someterse a procedimientos de bandas gástricas y, por último, realizarse años más tarde una cirugía de *bypass* gástrico para perder peso. Aunque esta aventura ha funcionado y da soluciones a muchos, algunos otros nos contarán que, pese a hacer hasta lo más inconcebible, han ganado peso de nuevo; la recuperación de peso que llega por la falta de un programa adecuado de actividad física, comer carbohidratos inapropiados, sentir deseos de comer múltiples veces durante el día, ansiedad y estrés, y perder el control. Por esto, la importancia de que comprendas los mecanismos de autorregulación metabólica para que puedas estar en control.

Como hablamos previamente, las emociones, los cambios cerebrales y picos hormonales anormales pueden hacernos ganar peso. Ahora bien, ¿qué tan responsables son el balance energético y sus mecanismos de autorregulación en la recuperación de peso?

Un humano, en promedio, consumirá a lo largo de su vida cuarenta toneladas de agua, tres toneladas de grasa, tres toneladas de proteínas, siete toneladas de carbohidratos, cuatrocientos kilos de vitaminas y minerales y diez millones de litros de oxígeno. Cuando somos adultos, normalmente comemos un aproximado de novecientas mil calorías en un año. Como resultado de esta ingesta, luego de superar la niñez y el periodo de crecimiento y llegar a la adultez, se espera que tengamos una ganancia de dos libras por año, lo que en la mayoría se convierte en una ganancia aproximada de quince kilos entre los veinticinco y los cincuenta y cinco años, para tener una ganancia de peso normal. Por grandes que sean estos números, ningún de nosotros debería tener obesidad luego de este consumo, y mucho menos si durante toda la vida hemos tenido balance entre la ingesta de los alimentos adecuados y la pérdida calórica, mediante la actividad física regular. Sin embargo, esta no es la historia que todos pueden contar.

Si nuestro cuerpo tiene la capacidad de darnos este balance de manera natural, ¿qué factores intervienen para afectar el balance ingesta/pérdida? Y ¿cómo podemos recuperar este equilibrio natural en nuestro cuerpo? Para responder estos interrogantes, hablemos de pérdida e ingesta energética.

Pérdida energética

Todos hemos escuchado la ecuación que dice que comer mucho y ejercitarse poco es igual a ganancia de peso y obesidad. Esto te ha ocurrido quizá antes, cuando, por ejemplo, te vas de vacaciones, dejas de ejercitarte y pasas la mayoría de los días comiendo y disfrutando de esos días libres con familia y amigos, sin pensar en un mañana. Y aunque el balance energético es una realidad que debemos tener presente, hoy entenderemos que va más allá de una ecuación de sumas y restas, y se parece más a una retadora ecuación con derivadas e integrales. Este es un proceso complejo, pues el cuerpo tiene mecanismos compensatorios muy interesantes.

Empecemos por tener claro que nuestro cuerpo tiene un termostato metabólico, es decir, existe un peso al que le encanta llegar una y otra vez. Es un peso con el que nuestro cuerpo se siente más cómodo, sin que sea necesariamente uno ideal o con el que tú te sientes más cómodo o cómoda, y nuestro cuerpo regresa una y otra vez a este, pese a los esfuerzos que hacemos por perderlo. Algo similar ocurre en personas extremadamente delgadas, que con mucho esfuerzo, alimentación y ejercicio logran ganar peso para tener ganancia muscular, pero al descontinuar su alimentación y ejercicio disciplinado, pierden esa masa muscular y vuelven a bajar al peso fijado por su termostato natural.

Estos hechos nos llevan a algunos interrogantes. ¿Es la capacidad de no recuperar peso algo biológico y particular solo de algunos sujetos? ¿Es esta una característica solo de las personas con obesidad? ¿Cuál es el peso que nuestro cuerpo ha fijado en su termostato como su "peso natural"? ¿Es posible que modifiquemos ese termostato y le enseñemos a nuestro cuerpo a adaptarse a un nuevo peso base?

Regulación de la tasa metabólica

Para que nuestro cuerpo mantenga un peso estable, debemos consumir un número total de calorías equiparables a la energía que necesitamos consumir para mantener su peso; este número es directamente proporcional al peso que tengamos. En Estados Unidos, y luego de excluir los requerimientos energéticos de la actividad física, un individuo delgado requiere en promedio mil ochocientas a dos mil calorías por día; una persona de peso ideal, de dos mil doscientas a dos mil quinientas calorías por día, y una persona con sobrepeso, en promedio requiere dos mil ochocientas a tres mil calorías por día. En la población de América Latina estos requerimientos se acercan más al valor inferior. No obstante, independiente del tamaño promedio de la población en cada país, estos requerimientos nos muestran que hay una relación lineal, donde no hay una diferencia en el requerimiento calórico cuando lo cuantificamos por cada kilogramo que pesamos. Una persona con peso de más debe comer más, de manera biológica, que una persona delgada para mantener su mismo peso. Una persona con obesidad comerá más que una persona delgada, simplemente porque su cuerpo requiere más para mantenerse en un peso estable.

Cuando una persona con sobrepeso logra perder un 10% de su peso, sus requerimientos calóricos se reducirán entre un 20 y un 25%, lo que es consumir un promedio de trescientas cincuenta a cuatrocientas calorías menos cada día para mantener este peso perdido. Esto implicaría que esta persona tendría que comer por debajo de lo que su termostato le pediría comer de manera regular, para así evitar volver a ganar peso. Al requerirse una menor ingesta de calorías, es cuando las dietas se vuelven difíciles de mantener, con el pasar del tiempo, ya que nuestro cuerpo, con sus mecanismos, nos pide comer lo que requería antes para lograr satisfacer ese elevado punto óptimo de satisfacción que demanda nuestro termostato, generando la cascada de hambre emocional que ya conocemos.

Cuando hacemos dietas que prometen bajar muchos kilos en poco tiempo, estamos haciendo que nuestro termostato, o como lo llamaremos de aquí en adelante, nuestra **tasa metabólica basal,** baje más y más, hasta un punto donde los mecanismos del hambre emocional y la ansiedad de comer tienden a persistir. **La tasa metabólica basal** es la cantidad mínima de energía que una persona necesita en estado de reposo para llevar a cabo las funciones vitales necesarias para el correcto funcionamiento del organismo.

Cuando perdemos peso, nuestro cuerpo reduce su tasa metabólica basal para evitar que la pérdida continúe y nos "ayuda" a recuperar peso. Este mecanismo nos mantuvo con vida como humanos miles de años atrás, cuando habitábamos en cavernas y no teníamos acceso a alimentos durante las grandes heladas. El enlentecimiento de la tasa metabólica nos mantuvo con vida, gastando lo mínimo posible hasta que el invierno se fuera y pudiéramos acceder a alimentos de nuevo. Durante estos intervalos, la grasa de nuestro cuerpo se convertía en la fuente de energía para sobrevivir. La diferencia en los tiempos actuales es que, una vez nuestra tasa metabólica baja, acceder a alimentos densamente calóricos no será un problema, lo que no se acerca a permitirle a nuestro cuerpo consumir su grasa. De manera contraria, cuando ganamos peso, nuestra tasa metabólica se aumenta para lograr "reperder" el peso ganado y "recuperarnos". Sin embargo, esta ganancia está asociada al consumo de ultraprocesados y de carbohidratos de alto índice glicémico, a la inflamación, a la resistencia a la insulina y a la leptina, que hace que este mecanismo de autorregulación no juegue a nuestro favor e impida así que volvamos a perder peso.

Nuestra tasa metabólica aumenta cuando comemos de más y ganamos peso, y se reduce cuando comemos menos y perdemos peso. Sin embargo, los mecanismos hormonales asociados hacen que recuperar al perder sea fácil, y volver a perder al ganarlo sea más complejo.

Uno de los estudios que permitió documentar en humanos las variaciones de tasa metabólica basal con los cambios de peso —o como algunos lo llaman, el fenómeno yoyó o de rebote— se llevó a cabo en los prisioneros de la cárcel de Vermont[8], quienes al tener un peso normal fueron sometidos a dietas de diez mil calorías por día, lo que produjo un incremento de cerca del 20,9% de su peso, un equivalente a un promedio de treinta y cinco libras. Posteriormente se redujeron sus calorías, y volvieron a perder ese peso de más. De este estudio se tomaron dos grandes aprendizajes; el primero, fue que la tasa metabólica aumentó con la ganancia de peso, y luego de unas semanas de pérdida de peso, esta volvió a disminuir. En segunda instancia, llamó la atención que las células de grasa de estas personas aumentaron en tamaño, mas no en número, efecto contrario al que se encuentra en personas con obesidad crónica,

---

8   Sims *et al.* (1973).

donde las células de grasa, o adipositos, no solo aumentan de tamaño, sino también en número, lo que genera más resistencia en el momento de buscar la pérdida de peso. En el caso particular de los prisioneros, los adipositos que se expusieron a un exceso de nutrientes aumentaron su tamaño y desarrollaron un fenómeno llamado fuga de protones, que aumentó el gasto energético y fue clave para permitirles perder el exceso de peso de nuevo. La fuga de protones es un mecanismo en nuestra mitocondria que ayuda a disipar el exceso de energía como calor, en vez de acumularla como grasa. Ejemplos en la naturaleza de este fenómeno se puede encontrar en los mamíferos en periodo de hibernación, que disminuyen en cuatro veces su gasto energético. O, por el contrario, en las aves migratorias que, ante la abundancia de alimentos, incrementan su gasto energético siete veces. Diversos estudios nos han sugerido que este interesante mecanismo falla en personas con obesidad, lo que suma un factor más para dificultar la pérdida de peso en quienes sufren de obesidad crónica y marca un factor diferencial en la pérdida de peso en este grupo poblacional vs. personas con peso normal que ganan y pierden peso rápidamente, cuando este mecanismo está preservado.

Si le pones poca madera a una fogata, su llama se apagará

En un viaje que hice a las montañas de Virginia, una fría noche salí de la cabaña decidido a prender la fogata. Una vez encendida la llama, a medida que ponía más madera, más fuego se producía para, finalmente, consumirla. De manera opuesta, como era de esperarse, cuando había poca madera, el fuego producido era mínimo, o incluso corría el riesgo de apagarse. Esta típica reacción fuego-madera me hizo entender que la madera es equivalente a la comida y las calorías que ponemos o quitamos de nuestro cuerpo: el fuego producido es la tasa metabólica con la que nuestro cuerpo reacciona. Es un hecho que nuestro cuerpo consumirá más calorías cuando nuestras dietas son más abundantes, si lo comparamos con una dieta normal o ideal para nuestro peso.

Ahora, entendiendo este concepto, será mucho más claro el porqué del efecto yoyó en nuestro peso cuando se hacen dietas restrictivas. Este fenómeno de rebote es común verlo en personas que deciden comer muy pocas calorías; de manera rápida se evidencia una pérdida de peso, pero luego de unas semanas, los deseos de comer siguen allí, y cuando vuelven a hacerlo como estaban acostumbradas, puede presentarse la recuperación de peso. Y esta ganancia, en algunos casos, puede incluso ser mayor al peso que se tenía al iniciar la mal planeada dieta. Es por este mecanismo que las dietas tradicionales no logran ser sostenibles en el tiempo, y al final llevan a la recuperación de peso.

Ahora bien, aunque algunas personas pueden reducir su metabolismo más que otras al perder peso, esta relación tiene un límite, un punto donde nuestro cuerpo decide no reducir más la tasa metabólica, y son diversos los modelos que explican este fenómeno.

Es aquí donde juega un papel el efecto termogénico de nuestro cuerpo, que determina esa capacidad intrínseca de "quemar grasa", y donde existen diferentes modelos que explican esta reducción en el gasto energético al perder peso.

Un primer modelo dice que, al perder peso, la tasa metabólica se mantiene en una proporción constante entre la cantidad de calorías que se pueden quemar por cada kilo que pesemos. Un ejemplo tradicional era la creencia de que una libra de peso se perdía al quemar o dejar de comer tres mil quinientas calorías. En este primer modelo, esta pérdida calórica se mantendría, sin importar el peso que tengamos.

El segundo modelo dice que, al principio, podemos perder peso mientras nuestra tasa metabólica se mantiene elevada. Sin embargo, llega un punto de peso predeterminado, o punto de quiebre, donde nuestra tasa metabólica se reduce de inmediato y se comienza a reducir de manera proporcional a cada kilogramo de peso que perdamos. Retomando el ejemplo anterior, al empezar un plan de ejercicio y dieta, lograríamos perder una libra de peso por cada tres mil quinientas calorías de déficit en nuestra ingesta, pero cuando lleguemos a un peso determinado, nuestra tasa metabólica se enlentece y necesitamos tener un déficit mucho mayor que tres mil quinientas calorías para seguir perdiendo la misma libra.

Por último, el tercer modelo, o modelo del resorte, propone que a medida que halamos el resorte (o tenemos pérdida de peso), este tratará de contraerse con más fuerza, reduciendo nuestra tasa metabólica cada vez más, para llevarnos de nuevo a nuestro peso natural. Así que, mientras más peso pierdes, será más difícil seguir perdiéndolo. Un ejemplo sería que, para perder una libra de peso, debemos quemar tres mil quinientas calorías, pero a medida que perdemos peso, el déficit calórico pasa a ser de cinco mil calorías, y posteriormente a ocho mil, lo que hace que, en un punto determinado, la pérdida adicional de peso sea imposible.

Adaptación termogénica en diferentes modelos[9]

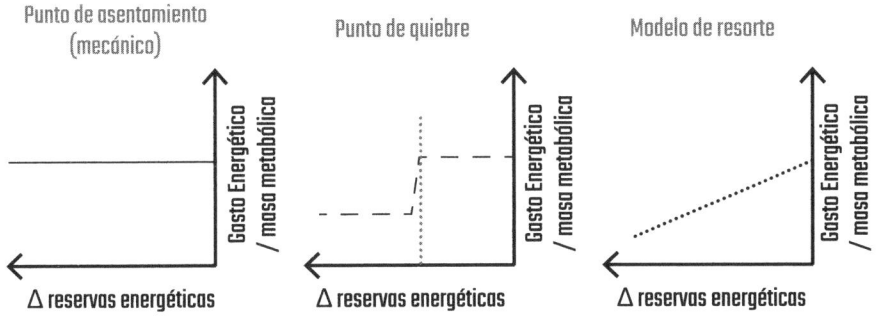

Estos mecanismos de adaptación termogénica representan tres maneras en las que nuestro metabolismo cambia a medida que perdemos peso. ¡Nuestro metabolismo es una mezcla de los tres!

Un estudio conducido por el doctor Rosenbaum[10] evaluó la tasa metabólica de sujetos tanto en reposo como en ejercicio. Estas personas se dividieron en dos grupos, uno que perdería el 10% de peso vs. el otro, que perdería el 20%. En este estudio, la tasa metabólica en reposo se redujo de manera similar en ambos grupos, donde se apreció una pérdida de peso inicial rápida, seguida de una reducción de la tasa metabólica. Este análisis permitió entender que la reducción de la tasa metabó-

---

9   Rosenbaum & Leibel (2016).

10 Rosenbaum, Hirsch, Murphy & Leibel (2000) y Rosenbaum, Hirsch, Gallagher & Leibel (2008).

lica se mantenía igual en ambos grupos, independientemente del porcentaje de peso perdido (modelo termogénico 2). Sin embargo, al evaluar el gasto energético durante la actividad física, se encontró que, a mayor pérdida de peso, mayor era la reducción de la tasa metabólica, donde los sujetos con el 20% de pérdida de peso quemaron menos calorías en su músculo cuando realizaron ejercicio, comparados con quienes solo perdieron el 10% del peso, donde su músculo fue más activo y consumió más calorías con la misma intensidad de ejercicio. Aquí se encontró el efecto resorte del tercer modelo termogénico, que probó, de nuevo, cómo las pérdidas más extremas de peso llevan más rápido a la recuperación, debido al factor agregado de menor efectividad de la actividad física.

¡Cuando pierdes mucho peso, de manera rápida, menor será tu tasa metabólica con el ejercicio! La pérdida rápida de peso puede llevarte a volver a ganarlo.

El primer modelo termodinámico propuesto, donde la tasa metabólica es constante a medida que perdemos peso, no es posible en la vida real. Por tanto, las tres mil quinientas calorías, que equivalen de manera constante a una libra de peso, funcionan solo en la teoría, mas no en nuestro día a día.

Los modelos termodinámicos son un componente esencial, que se combina con los mecanismos de regulación hormonal, para explicar por qué al seguir un programa de pérdida de peso, al inicio se experimenta una pérdida al hacer ejercicio, pero una vez se ha perdido un peso determinado, se hace más difícil seguir perdiéndolo de manera progresiva, incluso al hacer ejercicio adicional.

Si la tasa metabólica en reposo y haciendo ejercicio se reduce al perder peso hasta un límite determinado, ¿qué le pasa a nuestra tasa metabólica con el paso del tiempo?

El *reality The Biggest Loser*, en sus diversas temporadas, mostró el proceso de transformación y pérdida de peso de diversos participantes, que se sometían a dietas y planes de ejercicio rigurosos. Algunos de ellos lograron perder más de 100 libras de manera exitosa. Sin embargo, el doctor Kevin Hall[11] realizó un estudio donde evaluó lo que pasaba con estos sujetos luego de someterse a diferentes dietas para perder de peso. Aquí se documentó que, en seis años, la gran mayoría de sujetos habían ganado parte o todo el peso que habían perdido al inicio. De manera interesante, cuando se midió su gasto energético en reposo, se encontró que, pasado este tiempo, su tasa metabólica había incrementado de nuevo, **pero en un porcentaje menor de lo que su peso había aumentado.** Imagina, por ejemplo, que perdieras algo de tu peso y que, a su vez, bajara tu tasa metabólica, pero con el tiempo recuperas el 100% del peso que pesabas antes. Sin embargo, y de manera muy desafortunada, tu metabolismo se recupera, pero solo a un 80 o 90%, dejando de manera persistente tu metabolismo más lento de lo que estaba al inicio de tu dieta.

Este estudio nos aportó varios aprendizajes valiosos:

---

11 Hall *et al.* (2015).

- Realizar dietas restrictivas reduce la eficiencia metabólica, la tasa metabólica, y, en algunos casos, esta no se recuperará por sí sola al 100%, incluso después de seis años.
- Es diferente **ganar peso** (desde un peso normal) que **volver a ganar peso** (recuperar peso perdido). En el caso de la ganancia de peso, se requieren factores inductores externos. Ejemplos clásicos son el sedentarismo o comer alimentos densamente calóricos, entre otros. En el caso de la recuperación, esta ocurrirá de manera casi natural, dada la memoria metabólica de nuestro cuerpo; solo basta un mínimo descuido de un régimen estricto para volver a ganar peso.
- Si bajamos de peso, perdemos grasa. Esto desencadena una menor producción de leptina, lo que permite menor saciedad, y a su vez aumentan los niveles de grelina, que nos hacen tener más hambre. Como resultado final, llevamos a nuestro cuerpo a comer más para recuperar la grasa perdida.
- Otro mecanismo para destacar está relacionado con las hormonas tiroideas. Estas tienen la capacidad de unirse a su receptor en el núcleo de las células de nuestro cuerpo, activando los genes que aumentan la tasa metabólica y la termogénesis. Como resultado, se produce un mayor consumo de oxígeno y energía, debido al aumento de la tasa metabólica. Sin embargo, la pérdida de peso induce a una menor disponibilidad de las hormonas tiroideas activas (llamadas T3 y T4) hasta en un 12%, lo que reduce el metabolismo.

Estos mecanismos, combinados, llevan a mayor apetito y a un metabolismo enlentecido, y se convierten en la pesadilla de muchos que luchan por evitar recuperar peso.

Entonces, si la memoria metabólica juega en contra de nosotros para inducir a una recuperación de peso y mantener baja nuestra tasa metabólica, ¿qué podemos hacer para reajustarla?

¿Cómo ajustar nuestra memoria metabólica para evitar la recuperación de peso y mantener una tasa metabólica saludable?

La solución está en recurrir al ayuno intermitente y en ganar masa muscular. La actividad muscular y su cantidad pueden influir significativamente en la pérdida de peso. El ayuno intermitente ayuda a mantener un déficit calórico adecuado y contrarresta los mecanismos que estimulan la recuperación de peso. Cuando, sumado a esto, hay ganancia de masa muscular, permitimos un mayor nivel de eficiencia y actividad muscular, que puede facilitar la pérdida de peso, debido a una capacidad adquirida para quemar más calorías. ¿Pero qué factores determinan la actividad muscular?

El factor principal es el número de mitocondrias en las células musculares. Cuando nos ejercitamos, nuestras fibras musculares aumentan su número y, por tanto, su eficiencia muscular para quemar calorías. La actividad física de fuerza, de resistencia y de pesas es la más efectiva para lograr este objetivo. Cuando nuestro músculo se ejercita, aumenta el número de unidades energéticas de ATP que le permiten activar el músculo.

Estos mecanismos de adaptación se encargan de permitir que el músculo funcione con eficiencia para completar la actividad física de manera exitosa y óptima, haciendo que nuestro músculo mejore su capacidad de utilizar la glucosa de más como fuente de energía y ayude a que la acción de la insulina se haga más sensible. Por el contrario, cuando no nos ejercitamos o tenemos una vida sedentaria, el número de mitocondrias se ve dramáticamente reducido, pues nuestro músculo ya deja de necesitar esa energía extra y, por tanto, perdemos sus beneficios.

Cuando perdemos peso, el músculo además se vuelve más eficiente. Los estudios del doctor Rosenbaum[12] evaluaron cómo el músculo responde a los entrenamientos de resistencia cuando hay pérdida de peso y lograron demostrar que hay una ganancia de un 20% más de eficiencia muscular esquelética cuando se obtiene una pérdida del 10% de peso. ¡Ganar músculo nos permite recuperar la memoria metabólica!

Ingesta energética

Nunca olvidaré el día en que llegué a Boston para empezar mi aventura como investigador en Harvard. Una vez instalado en mi nuevo hogar, me puse en la tarea de ir a comprar mi primer mercado. En el supermercado busqué en la sección de carnes unas buenas pechugas, las cuales normalmente acostumbro a

---

12   Rosenbaum *et al.* (julio de 2003); MacLean *et al.* (enero de 2015); Vaz *et al.* (febrero de 1991); Leibel, Rosenbaum & Hirsch (9 de marzo de 1995), Kern, Simsolo & Fournier (1 de noviembre de 1999).

consumir, ya que nos ofrecen una gran cantidad de proteína con bajo contenido de grasa. Pero ¡qué sorpresa la que me llevé por el tamaño que tenían estas pechugas! Estaba viviendo en primera fila el resultado de la evolución de la industria y la cría de pollos de manera eficiente en Estados Unidos.

Es un hecho que los animales que comemos también son víctimas del proceso de industrialización. En los años cincuenta, un pollo pesaba en promedio algo menos de un kilo; hoy en día pesan más de cuatro kilos. Estudios en pollos han mostrado cómo estos han logrado alcanzar cuatro veces más peso en los últimos cincuenta años, ingiriendo la misma cantidad de comida. Esto se conoce como la tasa de conversión alimenticia, y es la eficiencia de lo que un número de gramos de alimento puede convertirse en gramos de peso final para un pollo. Estos pollos han ganado eficiencia en su capacidad de ganar peso; la tasa de eficiencia se ha multiplicado, haciendo que los pollos sean más grandes cada vez, y que este alimento sea más asequible.

La gran pregunta que nos deja esto es si este fenómeno nos ha pasado también a los humanos. ¿Es posible que tengamos una mayor eficiencia para ganar peso que hace cincuenta años? La respuesta es un rotundo sí. Nos hemos convertido en seres más eficientes en acumular energía, y esto se ha combinado con la aparición de los alimentos ultraprocesados con alta densidad calórica. En los últimos cincuenta años hemos tenido un incremento de un 20% en la ingesta energética, que es responsable de al menos un 10% del aumento del peso promedio de la población general.

La disponibilidad de comida ultraprocesada es un factor determinante. Esto ha llevado a un dramático cambio en el

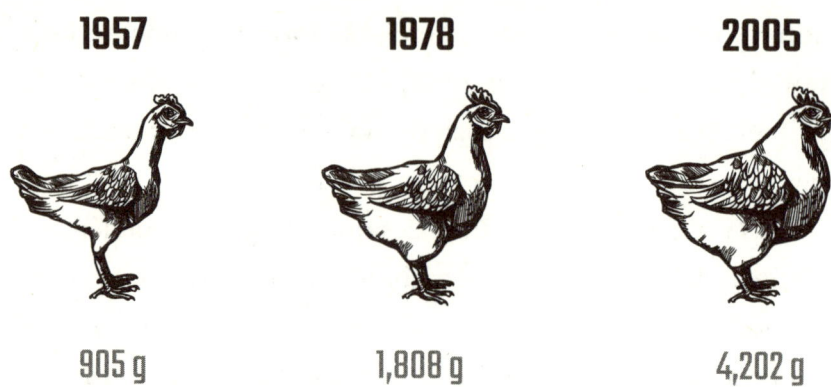

abastecimiento de los alimentos, pero también a grandes cambios en la calidad de lo que comen los animales con los que nos alimentamos. Es un hecho que la comida que comemos hoy, comparada con la de nuestros abuelos, es diferente, pues más de cuatro mil ingredientes han sido agregados a los alimentos procesados que se nos ofrecen en el día a día. El glutamato de monosodio, el nitrito de sodio, el azúcar añadida, el jarabe de maíz, el aceite de palma, el benzoato de sodio, la sucralosa, entre muchos otros, son ingredientes que no pasaron por los platos de nuestros abuelos o sus antepasados.

Las frutas y los vegetales también han tenido cambios. La industrialización y la utilización de químicos para optimizar los procesos de cultivo han llevado a que las frutas tengan, por ejemplo, un 27% menos de zinc; las manzanas y las naranjas, un 67% menos de hierro; el brócoli, un 75% menos de calcio, y la espinaca, un 96% menos de cobre.

Otro factor agravante es que nuestros alimentos procesados contienen plástico. Los recipientes de algunos aderezos para ensaladas y de algunos aceites con los que cocinamos ya están contaminados con PVC (cloruro de polivinilo). Las botellas de gaseosas, de agua, o incluso de mantequilla de maní, vienen contaminadas con PET (tereftalato de polietileno). Estos plásticos son absorbidos por nuestro sistema digestivo, llegan a nuestro tracto sanguíneo y pueden ser incluso medidos en sangre. Tienen efectos en nuestro cuerpo, no solo impidiendo la pérdida de peso, sino que también son disruptores endocrinos que nos predisponen a algunos tipos de cáncer, a defectos del nacimiento y trastornos del desarrollo.

Equilibremos la ingesta energética con la pérdida energética

Ahora llega la hora de poner en balance las dos cosas. Ya en este punto tendrás claro que la regulación de peso va más allá de simplemente comer menos y ejercitarse más, pues hay múltiples factores involucrados que inducen a que, al perder peso, tengamos una reducción de nuestra tasa metabólica y un mayor deseo de comer.

Estudios realizados por el doctor Rosenbaum[13] describieron cómo al perder peso hay un incremento en el deseo de comer y una mayor expectativa de que la comida tendrá un mejor sabor que antes; además se evidenció un incremento en el hambre, en especial al inicio de las comidas ingeridas, y un mayor periodo entre el primer bocado de comida y el momento en que se

---

13 MacLean *et al.* (enero de 2015).

sintió saciedad. Esto hace que perder peso cree las condiciones perfectas para tener recuperación de peso.

Pese a todos estos mecanismos, esta historia puede ser muy diferente con el ayuno intermitente, la elección de los alimentos correctos y la implementación de actividad física en búsqueda de la ganancia muscular. Quiero que veas el ejercicio como algo que va más allá de ser una herramienta para "quemar" calorías. El ejercicio es una necesidad biológica que fortalece nuestro cuerpo, mejora nuestra autoestima y confianza, y es un maestro de la disciplina diaria.

¡Esta historia sí puede ser optimista! Un caso de la vida real, como el registro nacional de control de peso liderado por la doctora Wing[14], es una de las cohortes más grandes seguidas en el tiempo. Está conformado por mujeres caucásicas que han logrado una pérdida exitosa de hasta setenta libras de peso y que lograron mantenerla a través del tiempo. Estas mujeres tienen algunas características: sus dietas tienen una restricción solo de cien a ciento cincuenta calorías; se ejercitan en promedio cuarenta y cinco minutos al día, realizando ejercicios de resistencia; ocupan menos de diez horas semanales sentadas viendo televisión, en comparación con el promedio de veintiocho horas de un americano promedio. Estas mujeres además lograron tener una conducta menos impulsiva hacia las comidas con alto contenido calórico.

La mayoría de las dietas logran una reducción de peso en las primeras semanas y se mantienen hasta seis o nueve meses;

---

14   Wing & Hill (2001); Klem *et al.* (1997); Shick *et al* (1998); McGuire *et al.* (1998); Wyatt *et al.* (1999), McGuire, Wing & Hill (1999).

no obstante, todos los mecanismos mencionados inducen a una recuperación de peso. Solo una de cada seis personas que pierden un 10% de peso o más logran mantener esta pérdida de peso. Es aquí donde quiero que esa una de seis personas seas tú, y que encuentres el balance entre actividad física, elección inteligente de tus alimentos y el ayuno intermitente. Que conviertas estos elementos en un estilo de vida que te ayudará a vivir en plenitud.

En resumen:

- Perder el 20% del peso genera una reducción del gasto energético en promedio de hasta 300 a 400 kcal/día. Quemas menos calorías.
- Cuando pierdes peso, se disminuye la saciedad y la conciencia en el efecto negativo de las calorías, aumenta el hambre y hay más placer al comer. Quieres comer más.
- Cuando pierdes peso, disminuye la actividad de la hormona tiroidea y la leptina. Quemas menos calorías y comes más.
- Por cada kilogramo de peso perdido, tu gasto energético se reducirá en 25 kcal/día, mientras tu apetito e ingesta energética se aumentarán en 95 kcal/día.
- El gasto energético aumenta cuando comemos de más y ganamos peso, y se reduce cuando comemos menos y perdemos peso. Sin embargo, los mecanismos hormonales asociados hacen que recuperar al perder sea fácil, y volver a perder al ganar sea más complejo.
- Perder peso de forma rápida reducirá tu metabolismo, tanto en reposo como en actividad física.
- La mejor manera de no recuperar peso, es perderlo de manera lenta y sostenida, acompañándose de un programa de actividad física y de ayuno intermitente.
- El ejercicio de fuerza y resistencia te ayudará a ganar más masa muscular y mantener tu metabolismo activo.
- En conclusión, un programa de ayuno intermitente y actividad física guiada permite recuperar tu memoria metabólica, perdiendo peso y controlando los mecanismos contrarregulatorios que te hacen recuperarlo.

CAPÍTULO 5

¿CUÁL DIETA ES MEJOR?

Era una tarde fría y nevada en Boston; salí del hospital y tomé la línea verde del metro, seguida de la línea roja, disfrutando del agradable paisaje del campus principal de Harvard. Me dirigí a la biblioteca de Widener, que fue construida con una donación de la madre del joven Harry Widener, quien buscaba dejar un legado en nombre de su hijo, después de que este falleciera en el Titanic, en 1912. Al entrar, siempre me encontraba primero con una pequeña biblioteca que contenía la colección privada de libros y el escritorio que pertenecieron al joven Widener. En memoria suya, el lugar de estudio y lectura siempre tiene flores frescas. Antes de sentarme a estudiar, fui al café del sótano, el único lugar donde se puede comer, y abrí mi almuerzo, que había traído desde casa.

Desde que llegué a Estados Unidos, siempre traté de preservar una alimentación saludable que, en muchos casos, yo mismo preparaba. Recuerdo haber comido salmón, quinua, ensalada con aceitunas, aceite de oliva y vinagre balsámico con frecuencia. Eran comidas sencillas y naturales que, con disciplina, preparaba para nutrir mi cuerpo y mi cerebro de la mejor manera posible y poder enfrentar los retos académicos de cada día. Estaba convencido de que esto me permitiría sacar el mayor provecho de mi experiencia de aprendizaje mientras cuidaba mi salud.

Por años, la humanidad ha buscado entender cuáles dietas podrían ser particularmente superiores, de manera general, en la prevención o el tratamiento de la obesidad. Además, queremos que esa dieta sea agradable, de bajo costo, y que podamos implementarla por varios años sin sufrir y sentir que estamos pasando hambre. Realizar estudios clínicos bien formulados nos ha permitido aprender sobre las características individuales de cada patrón de dieta. Estos hallazgos han aportado a la llamada "medicina de precisión", donde una dieta particular no se adapta a todos los individuos de manera universal, y son las enfermedades del paciente y sus objetivos específicos lo que nos permite prescribir recomendaciones particulares, favoreciendo una dieta o la otra.

Hoy en día utilizamos todo este conocimiento a nuestro favor, pero la historia no siempre fue así. En 1916, el departamento de Agricultura de Estados Unidos (USDA, por su sigla en inglés) publicó por primera vez sus guías dietéticas, recomendando limitar la ingesta de calorías. La guía original sugería consumir un 56% de carbohidratos, un 31% de grasas y un 13% de proteínas. En 1943, la guía evolucionó a la "regla de los siete grupos", que recomendaba comer una dieta equilibrada con un poco de cada uno de los grupos de alimentos, incluyendo verduras, frutas, alimentos a base de almidón, carnes, leche, pan, cereales y mantequilla. En 1954, esta recomendación evolucionó a "los cuatro básicos", sugiriendo comer en un día de dos a cuatro porciones de vegetales, leche, carne y pan o cereales.

Estas dietas seguían siendo altas en panes y cereales, y en productos lácteos altos en grasas. Para 1977 se impulsó a un comité encargado de velar por la nutrición y las necesidades humanas, lo que permitió el desarrollo de la conocida pirámide alimentaria y el "Reporte de McGovern". Este último sugería comer menos grasa, colesterol, azúcares refinadas y procesadas, y más fibra y carbohidratos complejos. En ese momento, el estudio Framingham[15], mundialmente reconocido por evaluar múltiples parámetros cardiovasculares, había demostrado que las dietas ricas en grasas saturadas y colesterol se asociaban a enfermedades cardiovasculares, lo que llevó a la hipótesis de que comer menos grasa podría prevenirlas. Sin embargo, este anuncio se hizo en un momento en el que la ciencia apenas empezaba a evaluar el impacto de esta recomendación, lo que trajo diversas consecuencias. La Asociación Americana del Corazón (AHA) promovió dietas bajas en grasas para personas con alto riesgo cardiovascular. Como las grasas proporcionan más calorías que los carbohidratos y las proteínas, se pensó que estas dietas altas en grasas podrían impactar en el desarrollo de obesidad. Esto llevó posteriormente a populares planes de alimentación, como la dieta "Ornish", "Macrobiótica", o la dieta de cambios de estilos de vida terapéuticos TLC. Y más importante aún, esto impulsó a la curiosidad de desarrollar más estudios que fueran clave para entender las dietas actuales.

En 1988, las recomendaciones nutricionales evolucionaron a la "Rueda alimentaria", con un gráfico circular que dividía los porcentajes de ingesta en frutas, verduras, granos y cereales, productos lácteos y, en una proporción mínima, azúcares, alcohol y grasas. Cuatro años después, en 1992, la "Pirámide alimentaria" se convirtió en la guía oficial, con una base sólida

---

15   Kannel & Eaker (1986).

de panes, cereales y granos, seguida de verduras y frutas, y culminando en lácteos y carnes, con una pequeña cantidad de dulces y grasas añadidos. Estas recomendaciones continúan siendo las normas universales que seguimos hoy en día.

1992 – Pirámide alimenticia

- Grasas, aceites y dulces
- Leche, yogurt y quesos
- Carne, pollo, pescado, granos secos, huevos y frutos secos
- Vegetales
- Frutas
- Pan, cereales, arroz y pasta

Debido a estos cambios, ha habido y continuará habiendo controversia sobre las recomendaciones nutricionales que recibimos en la vida cotidiana. Sin embargo, la investigación y la posibilidad de monitorear el impacto de estas dietas con el tiempo son los factores que nos han permitido aprender y tener recomendaciones actuales, basadas en evidencia científica.

Mencionamos anteriormente que una de las maneras de ajustar las dietas era modificando el contenido de macronutrientes. También tenemos claro que la proteína es un macronutriente base que deseamos mantener, así que nos resta encontrar un equilibrio entre los carbohidratos y las grasas, en esta búsqueda de cuál es la mejor dieta. Reducir un macronutriente por lo general significa un aumento compensatorio en otro; así que, para determinar la mejor dieta, es importante considerar cómo estos cambios impactarán en nuestra salud, nuestro peso y nuestro metabolismo. Entender estos cambios nos permitirá encontrar la balanza hacia cuál dieta es la mejor, y aunque con el ayuno intermitente no aplicaremos una dieta específica, entender la evidencia científica detrás de dichas dietas te permitirá tomar mejores decisiones sobre qué comer mientras vives un estilo de vida de ayuno.

El dilema de las dietas bajas en grasas vs. las dietas bajas en carbohidratos

Aplicar el ayuno intermitente empieza no solo por comer en el horario correcto, sino también por nutrir de manera adecuada nuestro cuerpo en las horas del día que comeremos. Para ello, nos aventuraremos a entender cómo las dietas se configuran y cómo los macronutrientes en ellas permiten ciertas ventajas.

Las dietas bajas en grasa se consideran aquellas que incluyen de un 15% a un 30% de grasa; dietas con un porcentaje inferior al 15% se consideran muy bajas en grasa.

En cuanto a los carbohidratos, las dietas bajas en estos son aquellas que los restringen de un 11% a un 25%. Restricciones de 5% a 10% se consideran muy bajas en carbohidratos, y cuando estos son menores del 5%, hablamos propiamente de una dieta cetogénica.

Algo que no nos dicen con estas dietas es que siempre existirá un mecanismo compensatorio. Tener una dieta baja en carbohidratos significará con frecuencia tener una dieta alta en grasas, y una dieta baja en grasas se compensará con un mayor porcentaje de carbohidratos.

Por ejemplo, una dieta baja en carbohidratos, como la dieta cetogénica, a menudo se compensa con un aumento de grasas. Si estas no son de calidad, podemos tener consecuencias negativas para la salud.

Siempre se debe equilibrar la balanza de los beneficios que obtenemos al reducir un macronutriente, pero a la vez de las consecuencias que tiene el hecho de aumentar el otro. Estas modificaciones deberían ser guiadas siempre de la mano de un profesional.

Como ya aprendimos, nuestro cuerpo tiene un mecanismo de regulación, o de resistencia metabólica, de manera que si comemos más, quemaremos más calorías, y si comemos menos, quemaremos menos calorías; y si nos ejercitamos, quemaremos más calorías y nuestro cuerpo nos pedirá comer más. Ahora bien, ¿puede la composición de los macronutrientes de nuestra dieta, independiente del número de calorías, tener un impacto en la pérdida de peso? ¿Puede el cambio en el contenido de los macronutrientes de nuestra dieta ayudar a perder peso y mantener esta pérdida en el tiempo? ¿Puede que una dieta sea efectiva para perder peso, pero que otra diferente sea la mejor para prevenir la recuperación?

Diversos estudios han tratado de responder estas preguntas, en gran parte motivados al descubrir cómo la pirámide alimentaria que todos aprendimos en la escuela, y muchos aplicamos, comenzó con el tiempo a no cumplir la expectativa de salud que prometía.

Durante décadas, se creyó que seguir una dieta baja en grasas era la clave para lograr una buena salud y prevenir enfermedades cardiovasculares. Sin embargo, los estudios empezaron a mostrar que la relación entre grasas y salud era más compleja de lo que se pensaba.

La primera desilusión de estas dietas bajas en grasas fue encontrar que las personas con obesidad que las consumían no lograban perder peso. Por otro lado, al reducir de manera marcada las grasas en nuestro plato, se esperaba que disminuyera la mortalidad, y, en efecto, se encontró que sí había una reducción en esta, a corto plazo. Sin embargo, surgió una segunda desilusión al ver cómo la cantidad de nuevos casos de enfermedades cardiovasculares se mantenía igual, lo que cuestionó el impacto de estas dietas. Análisis posteriores mostraron que la reducción en la mortalidad no se debía a las dietas bajas en grasa, sino a las mejoras en el cuidado de la salud y tecnologías disponibles.

Estos hallazgos generaron un gran revuelo en la comunidad científica y cuestionaron las dietas bajas en grasas, dando paso a una nueva era en la nutrición: la llegada de las dietas bajas en carbohidratos, donde entró en furor la dieta cetogénica.

La pirámide alimentaria tenía en su base los carbohidratos, en su mayoría pan, pasta, arroz y cereales. Con este modelo, donde nos seguíamos engordando y teniendo enfermedades cardiovasculares, lo primero que concluyó la comunidad científica fue que la culpa tenía que estar aquí, ¡en los carbohidratos! Así que esto abrió las puertas a este nuevo capítulo que buscaba invertir la pirámide alimentaria, con las grasas en esta ocasión en la base de nuestra dieta, y los carbohidratos, reducidos a una menor proporción, en la cúspide.

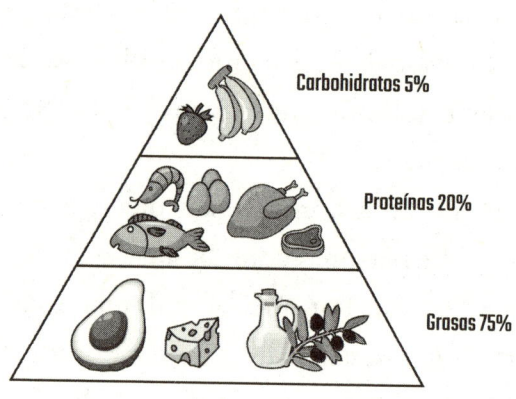

Fue así como empezó a cobrar más sentido aplicar dietas en las que, al comer menos carbohidratos, estimularíamos en menor proporción los picos altos de insulina, la liberación exagerada de serotonina y dopamina, y a su vez se reducirían esos deseos intensos y ansiosos de comer más durante el día.

Además, las dietas bajas en carbohidratos y altas en proteínas y grasas podrían tener un mayor efecto en la termogénesis alimentaria. Las proteínas y las grasas requieren más esfuerzo del cuerpo para ser digeridas, absorbidas y metabolizadas, lo que puede aumentar la actividad y la tasa metabólica. Al mismo tiempo, la reducción de carbohidratos con alto índice glucémico y menor requerimiento termogénico también podría ayudar a este proceso de pérdida de peso.

Ahora bien, ¿nos estaba esto diciendo que era posible que las dietas basadas en grasas saludables prometerían ahora mayor saciedad y pérdida de peso? ¿Un beneficio real en reducción del riesgo cardiovascular? ¿Mejoraría nuestra calidad de vida?

El fenómeno de las dietas bajas en carbohidratos tomó protagonismo desde 1989, con la dieta de Atkins, que se hizo aún más popular en el 2003, ante la insatisfacción con los pobres resultados de la dieta baja en grasas. Esta dieta era baja en azúcar, lo que indicaría que produce menos acumulación de grasa, menor ansiedad de comer y, por tanto, llevar a la pérdida de peso. Este mismo mecanismo se describiría más adelante, en 2017, con el auge de la popular dieta cetogénica.

Es fuerte la evidencia que nos dice que las dietas altas en carbohidratos, en especial los carbohidratos con alto índice glicémico, pueden llevar a mayores picos de insulina. Estos picos llevan a la acumulación de energía en forma de grasa y a una disminución de los niveles de glucosa en sangre, lo que hace que nuestro cerebro sienta hambre y reduzca nuestro metabolismo. Nuestro cerebro percibe esta situación como un estado de desnutrición y, como medida de protección, trata de aumentar la ingesta calórica y reducir el gasto metabólico. Al reemplazar los carbohidratos de alto índice glicémico por proteínas, grasas saludables y carbohidratos no refinados en nuestra dieta, estamos mejorando nuestra memoria metabólica.

Nuestro cuerpo quema aquello que consume. Si consume carbohidratos, quemará carbohidratos. Si consume grasas, quemará grasas. Si se sigue una dieta muy baja en carbohidratos y alta en grasas, se formarán cuerpos cetónicos y el cuerpo los quemará. Los cuerpos cetónicos son pequeñas unidades de energía que se derivan de los ácidos grasos, pero tienen la capacidad de ser solubles en agua y pueden ser combustible para el funcionamiento de nuestro cuerpo. La formación de cuerpos cetónicos implica la producción de Beta-hidroxi-butirato, que es uno de los principales cuerpos cetónicos que el cuerpo utiliza como combustible para el cerebro, el corazón y los músculos. Estos cuerpos cetónicos, además, reducen el estrés oxidativo y la inflamación, y han demostrado ser efectivos en el tratamiento de la epilepsia infantil y en la prevención de algunos tipos de cáncer.

Sin embargo, y ante estos mecanismos, es hora de responder a importantes interrogantes. ¿Podría la dieta cetogénica aumentar nuestro gasto energético y, por ende, nuestra pérdida de peso?

El metaanálisis realizado por los doctores Hall & Guo en el 2017[16] evaluó diferentes dietas entre 1982 y el 2012, logrando comparar las dietas bajas en carbohidratos con las que eran bajas en grasa. A primera vista, había una tendencia a favorecer de forma mínima las dietas bajas en grasa en cuanto a pérdida de peso; no obstante, con el paso del tiempo, ambas fueron muy aproximadas para cumplir su función de pérdida de peso. Así que este interrogante seguía sin responderse a ciencia cierta. Sin embargo, en el 2012, el doctor Ebbeling[17] y su grupo diseñaron un estudio para responder esta pregunta. Compararon tres dietas

---

16 Hall *et al.* (1 de septiembre de 2015) y Hall & Guo (mayo de 2017).
17 Ebbeling *et al.* (27 de junio de 2012).

con igual número de calorías; una era baja en grasa, otra era de bajo índice glicémico, y la última era una dieta muy baja en carbohidratos. Luego de cuatro semanas, se encontró que la dieta muy baja en carbohidratos, dado su mecanismo cetogénico, inducía a un aumento de la tasa metabólica de trescientas veinticinco calorías más por día, en comparación con las otras dos dietas. Además, y de manera muy interesante, setenta de estas calorías se quemaban durante el estado de reposo. Hasta aquí los resultados favorecían la dieta cetogénica. No obstante, cuando se evaluó la pérdida de peso en los tres grupos, se encontró una pérdida de peso similar en todos.

Un estudio parecido, realizado por el mismo grupo de investigadores, comparó sujetos en una dieta baja en carbohidratos con otros que llevaban una dieta baja en grasas. Los resultados mostraron que los sujetos en el grupo de la dieta baja en carbohidratos quemaron entre doscientas cincuenta y trescientas calorías más que el grupo con dieta baja en grasas. Esto nos estaba diciendo que, aunque al final estas dietas produjeran una pérdida similar de peso, la dieta cetogénica aumentaba más el metabolismo.

Una característica particular de la dieta cetogénica es su alto contenido de proteínas y grasas, que, de manera compensatoria, se deben incluir para mantener las calorías necesarias en el día a día. En comparación con un carbohidrato, las proteínas y las grasas, dada su estructura, requieren más esfuerzo metabólico y termodinámico por parte de nuestro cuerpo para poder ser aprovechadas como fuentes de energía, así que este tipo de macronutrientes mantienen nuestro metabolismo más activo. Estos mecanismos favorecen la dieta cetogénica para lograr incrementar el metabolismo; sin embargo, surgió un interés por comprender por qué la pérdida de peso no era mayor en este grupo. Un nuevo análisis de estos estudios permitió entender que no se cuantificó que los sujetos pudieron haber ingerido algunos alimentos por fuera del plan prescrito, ni el grado de actividad física que pudieron haber completado. Esto dejaba una brecha sobre factores externos a los evaluados, que podrían significar un desbalance sobre los ingresos y las pérdidas que tenían los participantes de estas investigaciones.

Para esclarecer cuál era el impacto real de estas dietas, sin ser influenciadas por factores externos, el doctor Hall y sus colaboradores fueron más allá, con un nuevo estudio que hacía la comparación en sujetos admitidos en un hospital, con el objetivo de monitorizar y controlar hasta el más mínimo detalle. Los sujetos recibieron por cuatro semanas una dieta normal balanceada; después de esto, una dieta muy baja en carbohidratos por cuatro semanas. Se encontró que, con la dieta cetogénica, había un incremento significativo del gasto energético por los primeros veinte días, pero subsecuentemente, este se normalizaba al nivel del punto de partida. Estos sujetos tenían una mayor pérdida de peso en las etapas iniciales, pero luego esta pérdida se minimizaba. ¡Esto respondía por qué la pérdida de peso era similar a lo largo del tiempo!

Ahora bien, la capacidad de saciar el apetito también tiene un papel determinante. Perder peso y sentir poca hambre es una de las cualidades que predican las dietas bajas en carbohidratos. El estudio DIETFITS, en 2016, y el estudio DIRECT, en el 2016[18], mostraron una mínima tendencia a sentir menos hambre en los primeros cuatro meses en el grupo de dieta cetogénica. Sin embargo, luego de este periodo no se evidenció una diferencia significativa en las calorías ingeridas en los grupos de dieta baja en grasas vs. una dieta baja en carbohidratos. El estudio DIRECT, además, evaluó qué tanto se adherían los sujetos a sus regímenes alimentarios, entre dietas bajas en grasa, bajas en carbohidratos o dieta mediterránea. Durante los primeros seis meses, la adherencia fue mayor en el grupo con dieta cetogénica; sin embargo, después de un año fue similar en los tres grupos, manteniéndose adherencia al programa de alimentación inicial solo en un 24% de los sujetos evaluados.

Entonces, podríamos decir que la dieta cetogénica es superior al suprimir el apetito y aumentar el metabolismo en los primeros meses, pero con el tiempo su adherencia es similar a la de las dietas bajas en grasas.

Teniendo presente que la dieta cetogénica, en las fases iniciales, suprime más el hambre y logra darnos un metabolismo más activo, ¿cuál es su impacto en la salud?

A menudo valoramos la pérdida de peso como el indicador principal del éxito de una dieta, pero en realidad es la salud metabólica la que nos brinda una idea más precisa del éxito de una dieta para la salud. En 2015, el doctor Sackner-Bernstein[19] publicó una revisión que incluía estudios realizados entre 1966 y 2014 para evaluar el impacto de las dietas bajas en grasas y las dietas bajas en carbohidratos en el control y la prevención

---

18 Gardner *et al.* (febrero de 2018) y Leslie *et al.* (16 de febrero de 2016).

19 Sackner-Bernstein, Kanter & Kaul (20 de octubre de 2015).

de enfermedades como la diabetes, la hipertensión arterial y el síndrome metabólico. Este análisis mostró que ambas dietas eran igualmente efectivas en producir y mantener la pérdida de peso, pero que las bajas en carbohidratos se asociaron de manera significativa a menos eventos cardiovasculares y mejoras en parámetros como el aumento del colesterol bueno (HDL) y disminución del colesterol malo (LDL), los triglicéridos y la presión arterial.

Cuando evaluamos las dietas bajas en grasas vs. las dietas muy bajas en carbohidratos, ambas son igualmente efectivas al cumplir sus objetivos en pérdida de peso. El estudio DIETFITS, publicado en el 2016, evaluó el impacto en reducción de peso de las dietas bajas en grasas vs. bajas en carbohidratos, con una particular recomendación de comer la **versión saludable de sus dietas**. Y hago énfasis en esto, pues fue así como las dietas bajas en grasas incluyeron carbohidratos, principalmente de granos saludables, de bajo índice glicémico y altos en fibras, y evitaron bebidas azucaradas o alimentos procesados. Por su parte, las personas asignadas a dietas bajas en carbohidratos comieron dietas basadas en proteínas no procesadas y con grasas saludables, como las provenientes del aceite de oliva y del aguacate. Luego de un año de seguimiento, ¡el resultado en estas personas fue el mismo! Ambos grupos tuvieron una pérdida adecuada de peso en los primeros seis u ocho meses, y de manera similar, ganaron un poco de peso al final del año, como mecanismo compensatorio.

De manera interesante, este estudio también evaluó el impacto en los genes detrás de la estimulación de **los picos de insulina** en ambos grupos, y aunque en las dietas bajas en

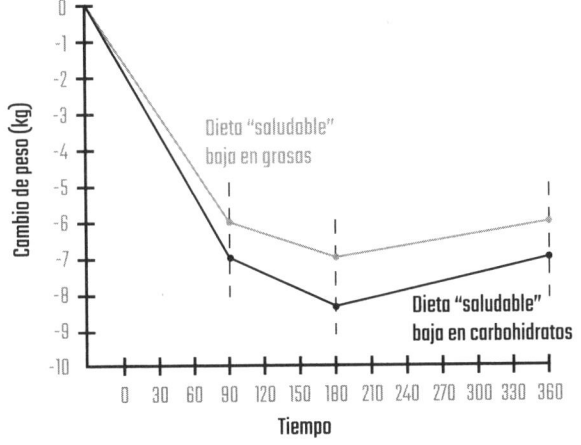

Tanto las dietas "saludables" bajas en grasas como las dietas "saludables" bajas en carbohidratos mostraron reducción similar de peso luego de un año de seguimiento.

carbohidratos se obtuvo un mejor perfil protector con menor secreción de insulina a corto plazo, a largo plazo el comportamiento era similarmente benigno, tanto en dietas bajas en carbohidratos como en dietas bajas en grasas, cuando estas estaban compuestas de alimentos saludables.

Si evaluamos esta balanza, podemos concluir que las dietas bajas en carbohidratos, con su patrón cetogénico, logran activar más nuestro metabolismo y estimular menos los picos de insulina durante los primeros meses. Sin embargo, estas son igualmente efectivas que las dietas bajas en grasas para buscar perder peso a largo plazo, y en ambas puede haber una recuperación de peso, dados los mecanismos compensatorios de nuestra memoria metabólica. Finalmente, ambos grupos de dietas reducen las complicaciones cardiovasculares, con la balanza un poco más a favor de la dieta baja en carbohidratos. El mensaje principal de estos años de estudios es que debemos alimentarnos eliminando el azúcar añadida, incluir proteínas, frutas, verduras y grasas saludables y elegir carbohidratos complejos.

Ahora bien, la pregunta trascendental sería, ¿qué pasaría si tomamos este conocimiento para encontrar el balance nutricional perfecto y lo combinamos con la cronobiología de nuestro cuerpo?

No hay un acuerdo entre las dietas bajas en grasas y las bajas en carbohidratos para la pérdida de peso

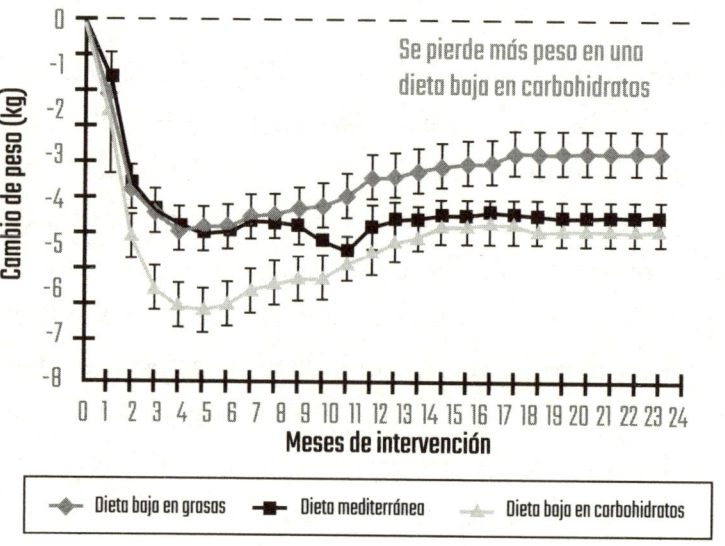

Capítulo 5: ¿Cuál dieta es mejor?

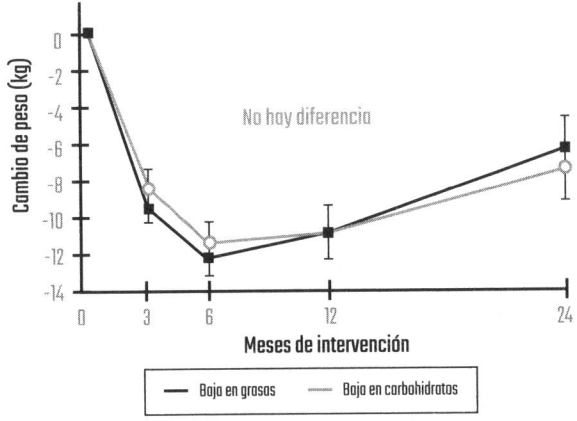

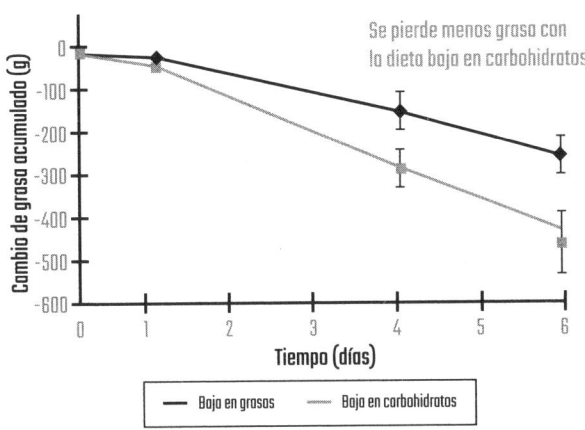

© Gráficas pp. 121-123:

Conference: "Low Carb vs. Low Fat Diets: What We Don't Know and Why We Should Know It", Michael Rosenbaum, MD. Columbia University, 2022, en Shay et al, NEJM, 2008; Foster et al, Ann Int Med, 2019; Sacks et al, NEJM, 2008; Brinkworth et al, AJCN, 2009, Saris et al, IJO, 2000.

En resumen:

- Las dietas bajas en carbohidratos y altas en proteínas y grasas inducen a un mayor gasto energético.
- El mayor gasto energético en la dieta cetogénica apoya la pérdida de peso en las fases iniciales.
- La pérdida de peso encontrada en las dietas bajas en carbohidratos vs. las dietas bajas en grasas es muy similar.
- Las dietas bajas en carbohidratos podrían tener un mayor beneficio en la prevención de enfermedades cardiovasculares.
- El principal reto de las dietas es la capacidad de mantenerse adheridos a ellas en el tiempo.
- La reducción de peso y la capacidad de evitar la recuperación son similares en las dietas bajas en grasas como en las bajas en carbohidratos, cuando se evitan alimentos ultraprocesados y se incorporan alternativas saludables, tanto para carbohidratos como para grasas.
- Enfócate en comer saludable. La calidad es tan importante como la cantidad, o más.

CAPÍTULO 6

BENEFICIOS DEL AYUNO INTERMITENTE

Durante el tiempo que me dediqué a investigar en Harvard, tuve la oportunidad de conocer a grandes mentores y aprender de ellos. En mis reuniones de investigación, el doctor Christos Mantzoros, uno de los principales expertos en leptina, adiponectina y otras hormonas, me enseñó cómo nuestro cuerpo regula la homeostasis energética y los múltiples mecanismos hormonales detrás de la regulación del peso. Con el doctor David Sinclair y sus trabajos comprendí el proceso de envejecimiento y cómo es posible revertirlo mediante cambios en los estilos de vida, donde se destaca la restricción calórica para impactar en el metabolismo energético y mitocondrial, la memoria y el aprendizaje, y en la regresión del cáncer. Sin duda, también aprendí de cada uno de mis pacientes, que, desde el desconocimiento, se habían expuesto durante años a patrones erróneos de alimentación que los habían llevado a sufrir de enfermedades cardiovasculares, obesidad y diabetes. Estos y muchos mentores me ayudaron a establecer un pensamiento crítico y a cuestionarme para buscar más respuestas, que estaba sediento de encontrar.

Luego de buscar, entender y reaprender muchos conceptos, hallé por fin una herramienta que respondía a muchos de estos problemas de salud de la humanidad. ¡Fue así como la vida me presentó el poder del ayuno intermitente!

La obesidad está altamente asociada al desarrollo de diabetes mellitus. Esta es una de las causas más frecuentes de ceguera, falla renal y necesidad de diálisis, y es un factor de riesgo para amputación de extremidades, ataques al corazón y accidentes cerebrovasculares. Luego de practicar medicina por múltiples años, en diferentes ciudades de Colombia y Estados Unidos, he sido testigo de cómo muchas de las enfermedades más prevalentes, como diabetes mellitus, colesterol alto y algunos tipos de cáncer, entre muchas otras, tienen una asociación directa con la obesidad y con el aumento de grasa corporal. Durante estos años ejerciendo la medicina desde Medellín, Turbo, Santafé de Antioquia y Sonsón, en Colombia, hasta Miami, Boston, Virginia Beach y Palo Alto (California), en Estados Unidos, noté que, pese a las diferencias demográficas, geográficas, culturales y socioeconómicas de mis pacientes, estos tenían factores comunes que los llevaban al desarrollo de obesidad: el desconocimiento frente a qué momento del día es adecuado comer y cuáles alimentos debemos ingerir. Te preguntarás por qué este conocimiento puede cambiar la vida y salud de alguien.

Pues bien, los estudios han demostrado que la falta de un horario de comidas organizado, o la bien llamada cronodisrupción, aumenta el riesgo de enfermedades crónicas como diabetes, obesidad y afecciones cardiovasculares. Esta no solo se evidencia en el aumento de peso, pues hay personas con un peso normal pero mala salud metabólica, y también hay personas con obesidad o sobrepeso, pero con una salud metabólica mejor. Además de la cronodisrupción, debemos sumarle que, dependiendo del tipo de alimento que decidas poner en tu boca, generarás un impacto en tu sistema endocrino, que libera hormonas que impactarán el metabolismo, el patrón de sueño, la fertilidad, el apetito y el estado de ánimo. La evidencia sugiere que, si quieres darle un cambio radical a tu metabolismo, no solo es importante considerar la cantidad de calorías y los nutrientes de tu dieta, sino también el momento en que los consumes.

¡Existen muchísimas razones para hacer del ayuno un estilo de vida!

Quizá pensar en la idea de ayunar pueda ser algo completamente nuevo y te genere ansiedad. La idea de pensar en eliminar una comida al día o cambiar su horario puede ser difícil de concebir, en especial cuando tenemos una rutina establecida desde años atrás. Sin embargo, entender la ciencia detrás del ayuno es la mejor manera de vivirlo, sentirlo y hacerlo parte de tu vida.

Así como te expliqué cómo la comida impacta tu cuerpo, aquí quiero contarte cómo el ayuno te ayuda a contrarrestar los efectos negativos de la sobrealimentación, que empezaremos a dejar atrás. ¡Prepárate para darles paso a los múltiples beneficios que trae para ti vivir en ayuno!

El ayuno intermitente puede realizarse de diferentes maneras, que incluyen el ayuno de día alternos, donde se come un día y al otro no; el ayuno 5:2, donde se come libremente por cinco días y se come una sola comida, de menos de quinientas calorías, en los dos días restantes de la semana, y, por último, el ayuno con restricción de ventana en el tiempo, donde comeremos hasta por ocho horas del día y ayunaremos de doce a dieciséis horas cada día.

Independiente de cuál sea la forma de ayuno que apliques, estos son los cinco mecanismos moleculares que le dan su poder:

- Aumento de la oxidación de grasas: ya aprendimos que, bajo condiciones normales, al comer carbohidratos aumentamos los niveles de azúcar en sangre y estimulamos la liberación de insulina. Sin embargo, durante el ayuno, en ausencia de alimentos, el cuerpo aprende a utilizar las reservas de grasa como fuente de energía, en lugar de los carbohidratos. El estado de ayuno le permite a tu cuerpo agotar las reservas de azúcar en forma de glucosa y glucógeno, y recurrir a la grasa que tienes acumulada en tu cuerpo como fuente de energía.
- Producción de cuerpos cetónicos: estos se convierten en la fuente principal de energía en el estado de ayuno. La oxidación de grasa consiste en esa liberación de tu grasa almacenada en forma de triglicéridos, que le permite al hígado metabolizarlos para formar glicerol y ácidos grasos, que finalmente se simplifican como cuerpos cetónicos. Este proceso, además, se asocia a una reducción de la inflamación.
- Aumento de la sensibilidad a la insulina: el ayuno intermitente puede mejorar la sensibilidad a la insulina, lo que puede ayudar a regular los niveles de azúcar en la sangre y prevenir la acumulación de grasa. Cuando la sensibilidad a la insulina mejora, las elevaciones de insulina en respuesta a los alimentos son menores.
- Reducción de la ingesta de calorías: sin que tengas la mínima intención, limitar los horarios de comidas induce de

por sí a un déficit calórico en nuestra dieta. Algunos estudios han demostrado una disminución de doscientas cincuenta a trescientas calorías de ingesta diaria, al restringir el tiempo de alimentación a ocho horas al día. Al reducir el tiempo para comer, disminuye la cantidad total de calorías consumidas, lo que puede ayudar a bajar de peso.

- Activación de procesos de autofagia: este mecanismo fue descubierto por el biólogo japonés Yoshinori Ohsumi, que le permitió recibir el Premio Nobel de Medicina, en 2016. Durante el ayuno, se inhibe la proteína mTOR a nivel celular, lo que les permite a las células del cuerpo activar procesos de autofagia, que consisten en activar en tus células la capacidad de repararse y rejuvenecerse a sí mismas, y que descomponen y eliminan las células dañadas o innecesarias, producto de procesos de envejecimiento o de algunas enfermedades. Este mecanismo, además, bloquea el crecimiento y la multiplicación de células dañinas, mejorando la reparación celular, estimulando la biogénesis mitocondrial y favoreciendo la salud y la resistencia a desarrollar enfermedades crónicas.

Ahora, con estos efectos en la mente, llegó la hora de que entremos en materia. Prepárate para romper mitos y estigmas acerca del ayuno intermitente y descubrir sus beneficios, que van más allá de lo que verás en la báscula y en los exámenes de colesterol y azúcar. Quiero que vivas desde el ayuno todos sus frutos, que impactarán en el control mental, las emociones y el retraso del envejecimiento celular.

El ayuno intermitente y la pérdida de peso

El estudio *Look AHEAD*[20] es una de las más grandes intervenciones en cambios de estilos de vida realizadas por la ciencia. Allí se siguió a sujetos con diabetes por ocho años y se midió el impacto de estos cambios en estilos de vida en su salud. Aproximadamente, un 40% de las personas lograron perder peso con intervenciones intensas; no obstante, la gran mayoría de estas personas recuperaron peso, y un 50% mantuvo un 5% de pérdida de peso al final del estudio. De manera relevante, se encontró una valiosa correlación entre la pérdida de peso lograda durante el primer año, pues a mayor pérdida en este tiempo, mayores fueron los chances de mantenerla al final de los ocho años de seguimiento. Este estudio nos estaba diciendo que cuando alguien tomara la decisión de cambiar sus estilos de vida en pro de su salud, valía la pena poner todo el esmero en hacerlo de una manera muy juiciosa, desde el primer momento. Por ejemplo, recomendar dar unas cuantas caminatas al día puede no ser tan efectivo como comenzar con una actividad física más intensa, lo que aumentaría las posibilidades de éxito a largo plazo en la pérdida de peso sostenida.

Hoy en día, más de diez años después de completado este estudio, la obesidad continúa siendo un reto. Nuevos y diferentes enfoques han llegado a traer esperanza, pero la mayoría de las dietas que han mostrado una reducción de peso fracasan con el tiempo y terminan en recuperación. Esto ocurre porque **perder peso y mantener el peso perdido son fenómenos**

---

20 Look AHEAD Research Group (mayo de 2006).

diferentes, que requieren intervenciones distintas. Sin embargo, si se toma el ayuno intermitente como un estilo de vida, este podría acortar la brecha entre ambos desenlaces.

El ayuno como estilo de vida está ganando cada vez más seguidores y atrayendo la atención de miles de personas cada día. Como ya se ha demostrado, los enfoques de alimentación que se basan exclusivamente en la restricción de calorías suelen fracasar, debido a los mecanismos que activa nuestro cuerpo para hacernos recuperar el peso perdido. Por lo tanto, te invito a que consideremos el ayuno como una forma de restablecer nuestra memoria metabólica y encontrar el balance que buscamos. Es importante tener en cuenta que la pérdida de peso depende de tres factores, que incluyen la duración y la frecuencia del ayuno, la calidad de los alimentos que consumimos y nuestro nivel de actividad física.

Cuando ayunamos, los niveles de azúcar se normalizan y los picos altos de insulina dejan de estimularse. La no disponibilidad de alimentos y de azúcar extra en la sangre le dan luz verde a nuestro cuerpo para utilizar las reservas de glucógeno almacenado en el hígado y los músculos como fuente de energía. Las moléculas de glucógeno son como paquetes grandes que almacenan muchas unidades de glucosa, y gracias a este, por ejemplo, no sufrimos de hipoglucemias mientras dormimos o cuando involuntariamente no podemos comer; sin embargo, estas reservas también son limitadas. Pasadas doce horas de ayuno, nuestro cuerpo empieza a tomar la grasa acumulada de nuestro cuerpo como fuente de energía. Esta grasa está compuesta por triglicéridos que se ven degradados a glicerol y ácidos grasos; el metabolismo de estos últimos en el hígado produce cuerpos cetónicos que se convierten en la principal fuente de energía cuando ayunamos. Los cuerpos cetónicos son mucho más que combustible, son moléculas que envían señales potentes, con funciones a nivel celular y capacidades antiinflamatorias, que regulan el estrés oxidativo, y facilitan la expresión de los genes que inducen a la síntesis de la proteína BDNF o "factor neurotrófico derivado del cerebro", que, para simplificarlo, es una proteína que modula neurotransmisores en nuestro cerebro y puede provocar una mayor plasticidad cerebral y estimular el aprendizaje y la memoria.

Ahora que ya analizamos las dietas más populares y determinamos qué beneficios y limitaciones tienen, es hora de preguntarnos, **¿dónde se ubica el ayuno intermitente con respecto a las dietas tradicionales, en cuanto a su capacidad de inducir a la pérdida de peso?**

Cuando le permitimos a nuestro cuerpo ayunar, le estamos dando un descanso a ese estímulo que constantemente libera picos altos de insulina. Cuando nuestros niveles de insulina están bajos, evitamos que esta induzca a la acumulación de grasa, lo que genera la oportunidad de que formemos cuerpos cetónicos. Esto fue evidenciado en un gran estudio realizado por el doctor Harvie y su equipo[21], donde se documentó que la sensibilidad de la insulina y sus niveles en ayunas mejoraron en el grupo que realizaba ayuno en días alternos, en comparación con quienes realizaban una dieta tradicional de restricción calórica; no obstante, la pérdida de peso fue similar en ambos grupos. Así este estudio haya demostrado una similar pérdida

---

21   Harvie *et al.* (octubre de 2013) y Harvie *et al.* (mayo de 2011).

de peso, la regresión en la insulinorresistencia en el grupo de ayuno intermitente fue el hallazgo más trascendental, ya que esta será sinónimo de una mejor tolerancia a los carbohidratos que ingerimos y de una menor inflamación, mejor salud intestinal y salud en general.

Quiero ponerlo de nuevo en claro: **el ayuno intermitente no es una fórmula mágica que te hará perder muchos kilos en poco tiempo.** De manera opuesta, su magia está detrás de una pérdida de peso más natural y gradual, donde le permites a tu cuerpo una adaptación y un restablecimiento de tu memoria metabólica, que queremos que sea sostenible en el tiempo. Así como nos lo enseñó el estudio *Look AHEAD*, la dedicación que se aplique durante el primer año es vital para lograr cambios sostenidos. Los cambios generados por el ayuno intermitente encuentran su poder no solo en su reducción de peso inducida, sino también en todas sus cascadas antiinflamatorias activadas y en su proceso de autofagia.

El doctor Kelly y su equipo[22] evaluaron más de veintisiete estudios que verificaban la eficiencia del ayuno intermitente para perder peso. Se encontró que era posible lograr una reducción de peso hasta del 13%, y esta no representó ningún tipo de consecuencia adversa para la salud. Doce de estos estudios analizados compararon el ayuno intermitente con dietas tradicionales con restricción calórica y encontraron pérdidas de peso similares; además, cinco estudios que evaluaron el ayuno intermitente en personas diabéticas documentaron remisión de esta afección. El más largo de los estudios duró cincuenta y dos semanas, momento

22 Welton *et al.* (febrero de 2020).

para el cual documentaba una pérdida de peso persistente del 5% y adherencia al ayuno como estilo de vida. Los sujetos en ayuno intermitente también lograron rebajar la talla de su ropa, que se midió mediante la reducción del perímetro abdominal, donde se evaluó y documentó una reducción de 3 a 8 cm, evidenciada a partir de cuatro semanas de ayuno. Por último, el bienestar que aportó el ayuno intermitente documentó en un 32% el aumento de la autoestima y autoconfianza de las personas.

Así, el ayuno intermitente mostraba de nuevo que era una herramienta que iba más allá de la pérdida de peso.

El ayuno intermitente en las emociones y el nivel de energía

Comer con frecuencia durante el día puede dar como resultado una sensación aumentada de hambre, fatiga, distensión abdominal, llenura y tristeza. La sobrealimentación ha sido asociada, además, con un aumento del estrés oxidativo y con degeneración neuronal.

Al comenzar el ayuno intermitente es posible experimentar irritabilidad y negatividad. Sin embargo, esto suele ser temporal, y para la mayoría de las personas desaparece en unos pocos días. Algunos estudios han señalado que podríamos olvidar temporalmente algunas cosas o no concentrarnos a plenitud como un efecto en los primeros días que ayunamos, no solo porque nuestro cerebro se toma unos días en desarrollar adaptaciones metabólicas a su nuevo tipo de combustible basado en cuerpos cetónicos, sino que, como nos enfocamos en seguir el ayuno y sus tiempos, podemos dejar de prestarles atención a las actividades cotidianas.

Aunque estos efectos iniciales no los presentan todas las personas que empiezan un estilo de vida, si este fuera tu caso, bastarán algunos días para notar una mejora cognitiva, experimentarás una mayor capacidad de pensar de manera objetiva y regular las emociones y, finalmente, sentirás un aumento en la vitalidad y tus niveles de energía.

Uno de los mecanismos detrás de los cambios que experimentamos al iniciar la práctica del ayuno intermitente es cómo nuestro cuerpo se adapta a utilizar cuerpos cetónicos como una nueva fuente de energía. Al comer, sentimos un aumento de la alegría, dada una gran descarga de dopamina y serotonina, inducida por la elevación de azúcar en sangre y en nuestro cerebro; pero luego de unas horas, cuando disminuyen estos niveles, pueden aparecer ansiedad y fluctuaciones emocionales. La leptina es un potente modulador positivo de las emociones, y la disminución que se espera de esta durante los periodos de ayuno puede promover una sensación de tristeza inicialmente; no obstante, el ayuno permite recuperar la sensibilidad a la leptina, lo que ayuda a incrementar su potencial de provocar emociones positivas.

Cuando ayunamos de manera rutinaria, nuestro cuerpo comienza a utilizar sus reservas de grasa y a producir cuerpos cetónicos de manera más eficiente, lo que hace que la modulación emocional se vuelva más positiva y se experimente una mayor satisfacción bioquímica en el cerebro. Con el tiempo, nuestro cuerpo se adapta a esta nueva fuente de energía. Además, dado que ayunar de manera juiciosa es todo un logro, completar los primeros días de ayuno con éxito genera una sensación de recompensa y control, ¡lo que aumenta la experiencia placentera!

El ayuno a mediano y largo plazo, además, impacta positivamente en la salud mental y cerebral. Este le permite a nuestro cerebro generar nuevas conexiones neuronales y una mejor neurogénesis, o formación de nuevas neuronas. ¡A esto lo llamamos plasticidad cerebral! Estos cambios pueden regular los síntomas de dolor, mejorar las funciones cognitivas y reducir el proceso de envejecimiento cerebral. Estos efectos se sobreponen a esa inatención en los primeros días de ayuno y permiten evolucionar a un efecto de mejor concentración y mayor claridad mental.

Finalmente, el ayuno juega un rol importante a la hora de modular de manera positiva las emociones negativas. Los estudios realizados en personas que efectúan ayunos prolongados, como el Ramadán, practicado por un mes en la religión musulmana, donde se ayuna desde el amanecer hasta el ocaso, muestran que el impacto emocional del ayuno también depende del estado emocional al inicio de este. Las personas que no experimentaron ansiedad, depresión o estrés al inicio del ayuno, no informan de cambios significativos en sus emociones al final del periodo. No obstante, aquellas personas que sí sienten estas afecciones emocionales al inicio del ayuno reportaron una mejora en su estado emocional y control del estrés al final.

Ayuno intermitente en el envejecimiento

Cada día llaman más la atención de la comunidad científica los efectos que el ayuno puede ejercer en retardar el envejecimiento y aumentar la esperanza de vida. Este interés ha surgido después de cerca de un siglo de investigaciones sobre el impacto de la restricción calórica y, posteriormente, del ayuno, y cómo estos pueden prolongar la esperanza de vida de diversos animales. Uno de los estudios iniciales encontró que las ratas incrementaban su esperanza de vida en un 80% cuando se exponían a ayuno intermitente desde las etapas tempranas de la adultez. Sin embargo, un análisis completo de los estudios publicados entre 1934 y el 2012 concluyó que este beneficio se veía influenciado por el sexo, la dieta, la edad y los factores genéticos. Un ejemplo de esto fue evidenciado en ratas que podían aumentar su esperanza de vida hasta por un 45% más de tiempo, mientras que en los ratones se incrementó solo de un 4% a un 27%. Ahora bien, estudios en chimpancés por parte de la Universidad de Winsconsin demostraron no solo un aumento en la expectativa de vida, sino en la calidad de vida y salud durante este periodo. Esto eleva la necesidad de entender las diferencias entre vivir mejor, vivir por más tiempo y vivir mejor por más tiempo. Sabemos que el ayuno intermitente nos permite vivir mejor, y ahora la ciencia está tratando de entender si nos permite vivir mejor y por más tiempo.

Quiero pedirte que recuerdes si conoces a alguna persona (o incluso tú mismo) que aparenta ser mucho más joven de lo que es, donde se evidencia una diferencia entre su edad biológica y la edad que aparenta. Si ese eres tú, ¡felicitaciones! Si no, trabajemos para que así sea. Para que esto sea posible deben confluir diversos factores, que van desde los ambientales hasta los genéticos. Las arrugas de nuestra piel, la pérdida de masa muscular, de velocidad o de la estabilidad con la que caminamos, y la llegada de uno que otro dolor, son quizá lo que más se evidencia al envejecer. Cuando esto sucede, son múltiples los cambios moleculares que han ocurrido, incluida una menor capacidad de procesar el oxígeno, menor capacidad pulmonar o resistencia a la insulina, daño del ADN y menor capacidad para repararlo.

Las intervenciones con ayuno intermitente en humanos han mostrado resultados positivos, donde no solo es una estrategia para controlar la obesidad, la resistencia a la insulina, el colesterol, mejorar la presión arterial y reducir la inflamación, sino que también se propone que podrían impactar en la prolongación de la esperanza de vida.

Los cuerpos cetónicos producto del ayuno regulan la expresión y actividad de muchas proteínas y moléculas, donde se destacan el factor de crecimiento de fibroblastos, el NAD, el PARP1 y el PGC-1α, que, sumados a los beneficios de la autofagia, influencian procesos de salud y reparación celular, y son responsables de retardar el envejecimiento. Hasta la fecha no tenemos estudios en humanos que evalúen el impacto del ayuno intermitente en la prolongación de la esperanza de vida; esto va a requerir múltiples décadas de seguimiento para generar conclusiones, así que estos estudios apenas están en curso. Sin embargo, hay estudios múltiples del impacto de la restricción calórica, que comparten mecanismos similares y que podrían verse reflejados en el ayuno intermitente.

Estudios que datan de 1936, en el laboratorio del doctor Clive McKay[23], demostraron cómo ratones sometidos a restricción calórica podrían vivir por más tiempo y de manera más vigorosa. Esto se debió a un fenómeno mixto, que involucró un efecto que retrasaba la aparición de enfermedades asociadas con el envejecimiento como el cáncer, las cataratas o la acumulación de grasa en las arterias, y mayor resistencia al estrés. Seguido de esto, el doctor Roy Warford[24] propondría en su libro *Retardando el envejecimiento y la enfermedad con restricción calórica* un compilado de un patrón alimentario que había sido aplicado por centenares de años por la humanidad en diferentes culturas, pero que por fin nos ayudó a entender el cómo y el porqué de estos beneficios. Los mecanismos descritos incluyeron una mayor actividad y un mayor número de mitocondrias, una reducción de los niveles de glucosa y un fenómeno de menor concentración en los niveles de insulina. La publicación de estos hallazgos sería el desencadenante que pondría a la comunidad científica más curiosa y la llevaría a tratar de entender estos fenómenos. Esto llevó a que se completaran más de cien mil publicaciones durante los últimos noventa años, que estudiarían este fenómeno en diferentes tipos de animales y, finalmente, en humanos.

Para explicar un poco más esto quiero que viajemos juntos a Okinawa, en Japón. Esta isla, ubicada entre Taiwán y la isla principal de Japón, es reconocida en la historia no solo por haber sido un escenario importante en la Segunda Guerra

---

23   McCay *et al.* (1 de julio de 1939).
24   Coulston (1 de junio de 1989) y Weindruch & Walford (12 de marzo de 1982).

Mundial, o por su clima tropical y sus playas. Este lugar tiene el mayor número de centenarios vivos en el planeta, donde en promedio viven sesenta y ocho centenarios por cada cien mil habitantes; esto es más de tres veces la proporción encontrada en Estados Unidos. Esto ha despertado por años la curiosidad de la comunidad científica.

El doctor Craig Wilcox se vio motivado a estudiar esta población al notar una mayor expectativa de vida de las personas nacidas aquí, comparadas con personas que vivían en la isla principal de Japón, Estados Unidos o Francia. Hombres y mujeres nacidos en Okinawa, que pasaron su vida allí, han logrado una mayor longevidad, y uno de los factores determinantes encontrados en esta es su alimentación, que está basada en alimentos no procesados, granos enteros y regulados en grasas, y donde hasta un 80% de sus calorías sorprendentemente provenían de los carbohidratos, pero estos consistían en papas y productos no procesados. Lo que le daba más fuerza a esta alimentación era que nunca omitían el desayuno, su almuerzo y cena eran livianos y a horas tempranas, y que allí se practica el "Hara Hachi Bu", que podría traducirse como "comer hasta que ocho partes de tu vientre estén llenas". Esta es una enseñanza heredada de Confucio, que nos dice que, además de comer despacio, debemos escuchar al cuerpo para dejar de comer cuando estemos llenos al 80%. Esto genera una reducción de la ingesta calórica, en promedio, de un 15% menos de los requerimientos energéticos diarios.

Supimos entonces que evitar sobrealimentarnos y comer alimentos de la madre naturaleza y libres de procesos industriales eran una respuesta para vivir más en Okinawa. Ahora bien, no solo en esta isla se encontraron hallazgos valiosos. Los mecanismos detrás de la restricción calórica fueron evidenciados a inicios de los noventa, en otros lugares, incluidos los estudios subsecuentes realizados por el doctor Eric Ravussin, al evaluar la pérdida de peso de los sujetos que participaron en el proyecto Biosphere II. Este fue un interesante proyecto llevado a cabo en Arizona, en Estados Unidos, donde se construyó una burbuja gigante de vidrio, sellada, que simulaba el ecosistema de la Tierra con su propio oxígeno, plantas, tierra, luz y agua. Allí, aislados de otro contacto humano, estas personas debían sobrevivir cultivando sus propios alimentos. Sin embargo, esta misión fracasó a los dos años, y uno de los tantos fracasos incluyó que algunos de los animales en este ecosistema sintético murieron, y las personas no pudieron cultivar alimentos como se esperaba. Este hecho llevó a que sus ocho sujetos se vieran sometidos a restricción calórica forzada y, por tanto, a pérdida de peso. El doctor Ravussin describió una pérdida en promedio del 17% del peso al primer año, y encontró que la tasa metabólica de estos individuos se había reducido, en promedio, en un 6%. Esta restricción calórica se asoció con múltiples hallazgos, incluida una menor producción de radicales libres de oxígeno y menor estrés oxidativo.

Los radicales libres son mediadores inflamatorios, producto del metabolismo aeróbico que se activa cuando comemos y que produce miles de radicales que atacan las células y las destruyen. La restricción calórica logró disminuir la producción de radicales libres, minimizando el daño y facilitando la reparación celular. Esto, además, redujo el daño del ADN y se dio una mayor reparación de este, permitió una mejor eficiencia metabólica, dada una mayor y mejor actividad mitocondrial, menor inflamación y autoinmunidad, y, por último, mayor autofagia. Los estudios del doctor Ravussin lograron mostrar que estos beneficios no solo ocurrían durante la actividad del día, sino también durante las horas de sueño. Se encontró que este beneficio era posible con una restricción calórica de entre un 10 a un 40%. Es este porcentaje del 10% el que normalmente se espera de manera intrínseca cuando realizamos ayuno intermitente.

Ayuno intermitente y remisión de la diabetes

Existen dos grupos grandes de diabetes en personas no embarazadas. La diabetes tipo 1, con solo un 5% de prevalencia, que por lo general afecta a personas jóvenes. Aquí, un proceso de autoinmunidad destruye los islotes del páncreas y, por tanto, hay ausencia de producción de insulina. La diabetes tipo 2, que según el CDC (Centros para el Control y la Prevención de Enfermedades) corresponde al 90-95% de los casos y está mediada por un aumento de la resistencia a la insulina, que se induce luego de estar expuestos por años a malos hábitos, alimentos ultraprocesados, alcohol, estrés y ganancia de peso. Es en la diabetes tipo 2 donde el ayuno intermitente nos ha mostrado grandes beneficios, abriendo la posibilidad de alcanzar la remisión. Esto es posible, dada la capacidad del ayuno de revertir la resistencia a la insulina, la pérdida de peso y la disminución del porcentaje de grasa.

Cuando hablamos de remisión de la diabetes, se requieren tres cosas: tenerla bajo control, con su marcador de hemoglobina glicosilada por debajo del 6,5%; eliminar la necesidad de medicamentos para controlarla, y que esto sea posible por un periodo de al menos tres meses. Este ha sido un concepto que ha tomado fuerza recientemente y que, de la mano de tu médico, podría ser alcanzable.

El ayuno intermitente permite una pérdida de peso tan efectiva como lo hacen las dietas restrictivas. Sin embargo, son múltiples los estudios que muestran su superioridad en reducir la resistencia a la insulina, mejorando de manera exitosa los niveles de azúcar en la sangre.

La doctora Sutton y la doctora Peterson[25] evaluaron sujetos prediabéticos, y se comparó un grupo que se alimentaba entre las 8:00 a. m. y las 8:00 p. m. con otro en el que comían entre las 8:00 a. m. y las 2:00 p. m., y que ayunaba después de esta hora. Ambos grupos recibieron la misma cantidad de calorías. Los sujetos del segundo grupo, que tuvieron una menor ventana de alimentación, mejoraron la sensibilidad a la insulina y elevaron menos su cantidad luego de las comidas, revirtiendo así su prediabetes. Además, se redujeron su presión arterial y el estrés oxidativo, y presentaron más saciedad al final de la noche, con control de la ansiedad, sin tener variaciones en el apetito por la mañana. El único hallazgo que no estuvo a favor del grupo que ayunó fue que presentaron mayores niveles de triglicéridos en ayunas, aunque esta elevación no fue clínicamente significativa.

Un beneficio adicional, realizado en un estudio del doctor Ravussin, nos mostró la eficacia del ayuno intermitente que-

---

25 Sutton *et al.* (5 de junio de 2018).

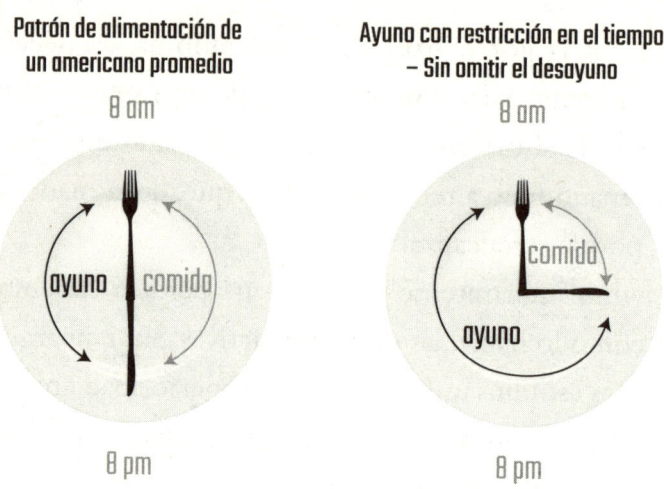

© Sutton *et al.* (5 de junio de 2018).

mando grasa corporal. Los sujetos que ayunaron incrementaron la oxidación de grasa y cuerpos cetónicos, redujeron los niveles de ghrelina, y esto estabilizó su apetito.

Estudios recientes[26] buscaron ser más extremos y evaluaron un modelo de ayuno intermitente 4:3 (cuatro días comiendo normal, tres días ayunando por veinticuatro horas). Lograron mejorar por encima del 50% la resistencia a la insulina y la remisión de la diabetes tipo 2. En términos prácticos, lo que nos empezó a mostrar esta evidencia fue que no es necesario ser exagerados, ya que con limitar la ingesta de alimentos al final del día para iniciar el ayuno, estamos induciendo a nuestro cuerpo a los cambios necesarios para lograr la remisión de la diabetes.

---

26 Cienfuegos *et al.* (1 de septiembre de 2020).

Ayuno intermitente y regresión del colesterol alto

El ayuno intermitente mejora los niveles de colesterol, debido a un *switch* metabólico, que pasa de la utilización exclusiva de glucosa al metabolismo de cuerpos cetónicos. Cuando ayunamos, el cuerpo comienza a utilizar la grasa, en lugar de almacenarla; esta grasa, que por lo general almacenamos como triglicéridos, sale de las células adiposas y viaja por nuestra sangre hacia el hígado, para ser convertida en glicerol y ácidos grasos, que forman los cuerpos cetónicos, que proporcionan energía a células y tejidos.

Durante el metabolismo de ácidos grasos, aumenta la cantidad de colesterol bueno, HDL, y disminuye la cantidad del malo, LDL. Esto cambia favorablemente nuestro perfil de colesterol y reduce el riesgo de dislipidemia, un factor de riesgo significativo para enfermedades cardiovasculares. En este proceso, el hígado puede llevar a la expresión de ciertos genes que aumentan la descomposición u oxidación de ácidos grasos y la producción de apolipoproteína tipo A, que es una pequeña molécula de grasa que, como el colesterol HDL, protege nuestra salud ayudando a prevenir eventos cardiovasculares.

El ayuno intermitente también puede impactar los niveles de colesterol, debido a la reducción de peso que conlleva. Además, la producción de cuerpos cetónicos, que requieren más energía para su elaboración, aumenta el gasto de energía.

Otra razón de peso para controlar el colesterol es su relación con la insulinorresistencia, cuando el colesterol es elevado. El músculo puede funcionar con glucosa, lípidos o aminoácidos. Cuando el colesterol total es alto en sangre, de manera crónica, el músculo se ajusta para utilizar la grasa como fuente de energía, en lugar de los carbohidratos, lo que conduce a la insulinorresistencia. Esto sucede porque el exceso de lípidos va a la célula beta del páncreas, indicándole que hay un exceso de grasa que debe ser almacenado. Como resultado, el páncreas libera más insulina, en un esfuerzo reactivo, causando hiperinsulinemia. Con este exceso de insulina disponible, la glucosa restante en el cuerpo es convertida en grasa adicional. La secreción excesiva de insulina, que lleva a ganancia de peso, puede ser inducida por niveles elevados de colesterol y, por tanto, reducirlos será parte de la terapia de ayuno intermitente, que nos permitirá salir de este círculo vicioso.

Otros beneficios del ayuno intermitente

El ayuno intermitente ofrece beneficios que van más allá de inducir a la pérdida de peso, y hay resultados prometedores en diversas áreas de la salud. En general, el ayuno intermitente reduce el riesgo cardiovascular, debido a una cadena de eventos donde se mejoran los niveles de colesterol, hay reducción de la presión arterial, mejora de la frecuencia cardíaca en reposo y de los niveles de azúcar en la sangre, y reversión de la resistencia a la insulina. También ayuda a reducir la acumulación de grasa en las arterias, gracias a sus efectos antiinflamatorios. La misma acción antiinflamatoria asociada con el proceso de autofagia ha demostrado que reduce la aparición espontánea de tumores en ratones y suprime el crecimiento de tumores existentes, haciéndolos más sensibles a la quimioterapia y la radioterapia. Los estudios de cáncer y ayuno en humanos son pocos hasta la fecha, pero han logrado demostrar su seguridad, como es el caso de los que evaluaron la restricción calórica diaria y documentaron una tasa de adherencia de hasta un 95% de los pacientes con cáncer de próstata, quienes no presentaron efectos adversos. Se ha progresado además con investigaciones sobre el impacto del ayuno en tumores cerebrales tipo glioblastoma, demostrando que el ayuno intermitente puede aumentar la supervivencia y disminuir el crecimiento tumoral. Actualmente, se llevan a cabo múltiples estudios y se espera conocer en los próximos años el impacto de esta práctica en cánceres como el de ovario, próstata, mama, endometrio, colon y glioblastoma.

El caso de las enfermedades neurodegenerativas es promisorio, ya que la evidencia es fuerte en modelos animales y nos ha mostrado que el ayuno de días alternos puede retardar el inicio y la progresión del mal de Alzheimer y la enfermedad de Parkinson, mediante un incremento de la resistencia de las neuronas, el aumento de su número de mitocondrias, la reparación del ADN y autofagia. En el caso de la esclerosis múltiple, caracterizada por una autoinmunidad que induce a la pérdida de una proteína llamada mielina, cuya función es recubrir los nervios para mejorar su conducción nerviosa, el ayuno enlentece el proceso de desmielinización en modelos con ratones.

Finalmente, en pacientes con asma, diversos estudios nos han mostrado cómo el ayuno mejora los síntomas respiratorios mediante la reducción de peso, pero además lleva a la regulación de la inflamación y disminuye así el número de crisis asmáticas en pacientes que realizan esta práctica.

Los beneficios del ayuno intermitente son bastante poderosos, y la ciencia ha invertido más de cien años de investigación a entenderlos y conocerlos. Hoy tienes en tus manos este conocimiento; ahora solo nos resta aprender a hacerlo parte de nuestras vidas.

En resumen:

- El ayuno mejora los niveles de colesterol, de azúcar, y te hace perder peso. Es una potencial herramienta para vivir mejor, por más tiempo.
- La restricción calórica intrínseca del ayuno intermitente, de un 10 al 15%, podría dar un adecuado balance en reducción de estrés oxidativo, con capacidad de adherencia en el tiempo.
- Este porcentaje de restricción se asocia en modelos animales a mayor expectativa de vida, si se inicia en la adultez joven y se sostiene en el tiempo.
- El ayuno intermitente mejora la salud en general, independientemente de su beneficio en la pérdida de peso.
- El ayuno intermitente es un modulador emocional positivo que, además, reduce la ansiedad de comer tarde en las noches.
- El ayuno es una herramienta para lograr la salud metabólica y la reducción del riesgo cardiovascular.

CAPÍTULO 7

TU MÉDICO ES TU MEJOR ALIADO

Una de mis pacientes un día se presentó en mi consulta, donde me contó que había empezado un estilo de vida basado en el ayuno intermitente. Ella tenía historia de diabetes tipo 2, sufría de la tiroides y de depresión. Tenía cerca de veinte kilos de sobrepeso y había logrado perder diez luego de unos meses; sin embargo, para tratar su depresión había iniciado un medicamento que, según ella, hacía que su ayuno dejara de funcionar para perder peso.

Me dio mucha alegría tener a mi paciente en mi consulta, y le di las gracias por hacerme parte de su iniciativa de ayuno. Esta fue una oportunidad para pedir algunos exámenes de laboratorio, para darle la buena noticia de que sería posible suspender su medicamento para la diabetes. Adicionalmente, la dosis del medicamento para la tiroides debía ser ajustada, dado su menor peso, y al final le enseñé que el medicamento que tomaba para la depresión la hacía ganar peso, así que lo reemplazamos por otro.

¡Fue así como mi paciente y yo trabajamos en equipo para lograr los mejores resultados, con su proceso de ayuno intermitente!

Seré claro, compartir con tu médico tu proceso de ayuno es un arma de doble filo. Por un lado, es importante estar preparados para entender que no todos los médicos tienen un entendimiento del ayuno y, en algunos casos, tampoco de nutrición. La realidad es que nuestro entrenamiento en la facultad de Medicina nos da unas bases muy sólidas para manejar muchas condiciones médicas, según el área de experticia, pero nuestro entrenamiento en nutrición y alimentación es poco. Dependiendo de la universidad, el currículo promedio tiene mínimos componentes en nutrición, de ocho a doce horas, durante la carrera. Así que los médicos que nos dedicamos al campo de la nutrición debemos completar cursos adicionales o especialidades médicas que nos den estas competencias. Pedirles a todos los médicos que tengan este conocimiento profundo sobre la prescripción de tu alimentación es como esperar que todos los médicos tengan la competencia para realizarte un trasplante cardiaco. Existen áreas de experticia, y la nutrición clínica y medicina de obesidad son algunas de ellas. Para darte una idea más objetiva de esto, en el 2022 fueron admitidos 39.205 médicos a las diferentes especialidades médicas de Estados Unidos, y estos se sumaron a los 1.073.616 de doctores que ya ejercían en el país. Sin embargo, para el mismo año solo existían 5.500 médicos certificados en medicina de obesidad. ¡Esto es menos de un 0,5%!

Por otro lado, la carrera de Medicina proporciona una serie de habilidades y conocimientos que van más allá de guiarte en tu nutrición. Como médicos, aprendemos a manejar con cuidado los medicamentos que recetamos, incluyendo sus interacciones y dosificaciones necesarias, y conocemos bien sus contraindicaciones. También sabemos cuándo es apropiado prescribir diferentes medicamentos y cómo detectar una amplia gama de enfermedades, ordenando los análisis de laboratorio pertinentes para un seguimiento adecuado. Incluso si no sufres de ninguna enfermedad, estamos capacitados para aplicar las recomendaciones de prevención que se encuentran en las últimas guías clínicas. Por lo tanto, aunque tu médico no pueda proporcionarte una guía nutricional detallada, y quizá incluso trate de evitar que realices ayuno intermitente al desconocerlo y estar fuera de su zona de confort, su experiencia te complementará y asesorará con otros elementos clave en este proceso.

Tu doctor es fundamental en tu proceso de ayuno, en especial si tienes alguna condición médica que requiere seguimiento periódico, o si debes tomar algún medicamento. Son diversas las situaciones donde él puede ser parte de tu proceso de ayuno intermitente, y aquí quisiera destacar las siguientes situaciones.

Conoce tus puntos de partida

Consultar a tu médico al inicio de tu cambio de estilo de vida te dejará conocer tus valores iniciales. Tener una medición de tu peso y tu estatura de manera precisa permitirá calcular el Índice de Masa Corporal (IMC). Esta es una medición que se calcula con tu estatura en metros dividida por los kilos al cuadrado que peses:

$$IMC = peso\ (kilos)\ /\ (talla\ en\ metros)^2$$

Como ejemplo, si pesas 80 kilos y mides 1,70 m, para aplicar la fórmula tomaríamos 80 y los dividiríamos por (1,70 x 1,70). El resultado es un IMC de 27,7. Puedes buscar en línea "calculadora IMC" y simplemente poner tu peso y talla para saber tu IMC.

Esta medición es el marcador más utilizado para saber la proporción de tu peso según tu estatura y saber si estás en un rango de obesidad o sobrepeso. Esta es una medición básica que te invito a que conozcas y entiendas.

Un IMC de 18 a 25 habla de un peso ideal. Un IMC entre 25 y 29,9 habla de sobrepeso, y un IMC mayor que 30 habla de obesidad.

Además, debes tener presente que no todo se trata de peso. Conocer cuánto de tu peso es grasa y cuánto es músculo te dará una idea más objetiva de qué tanta grasa debes quemar y qué tanto músculo debes ganar. El músculo es clave en la pérdida de peso y en el proceso de rehabilitación metabólica y, por tanto, mantenerlo o ganar masa muscular durante este proceso jugará a tu favor. No todos los médicos tienen las herramientas para medir estos datos en su consulta, pero si el tuyo lo tiene, pídele esta medición y documenta el mayor número de mediciones que puedas obtener.

Ahora bien, tu salud metabólica no solo se determina por tu peso y el porcentaje de grasa y músculo. Te sugiero firmemente que conozcas tus puntos de partida en los niveles de azúcar y de colesterol.

Los niveles de azúcar se pueden medir de dos maneras, como glicemia en ayunas o con la Hemoglobina Glicosilada (HbA1C), que es el promedio de tu azúcar en sangre en los últimos tres meses.

Tu colesterol debe ser medido en sangre. Este examen incluye la medición de tu colesterol total, tu colesterol LDL (colesterol dañino), tus triglicéridos y tu colesterol HDL (colesterol bueno).

También, y dependiendo de tus síntomas, tu médico te dirá si es prudente medir los niveles de hormona tiroidea, TSH.

Conocer tus valores iniciales te empodera y te permitirá tener una referencia de tus marcadores metabólicos y físicos de partida.

¿Tienes alguna enfermedad crónica que requiera medicamentos?

Existen diversas condiciones donde el ayuno puede coincidir con la hora o alguna dosis de los medicamentos que tomas regularmente. El hecho de perder peso o de omitir o adelantar una de tus comidas implica tener algunas recomendaciones en las siguientes condiciones médicas:

Hipotiroidismo: su tratamiento consiste en administrar la hormona tiroidea levotiroxina. La dosis de este medicamento depende de tu peso. Una vez hagas el ayuno parte de tu vida, debes comunicárselo a tu médico para que, con el paso del tiempo, reduzca la dosis si es apropiado.

Diabetes tipo 2: hay una amplia variedad de medicamentos disponibles para el tratamiento de la diabetes. Algunos de ellos, como la insulina y algunos medicamentos orales, como las sulfonilureas, tienen la capacidad de reducir activamente los niveles de azúcar en la sangre. Si pierdes peso y practicas el ayuno, es posible que necesites una dosis menor de insulina. De igual forma, si solías tomar una dosis de insulina de acción rápida al final del día o en la noche, y ya no estás comiendo a esa hora, es posible que ya no la necesites. Tu médico es la persona indicada para ajustar o retirar tus medicamentos para la diabetes.

El doctor Carter[27] realizó un estudio en personas con diabetes tipo 2 para determinar la manera más segura de ajustar los medicamentos en quienes hacían ayuno de días alternos, y descubrió que no hacer modificaciones en los medicamentos podía provocar bajones de azúcar en la sangre. En el estudio, los medicamentos para la diabetes fueron suspendidos cuando la HbA1C era inferior al 7%. Para aquellos que tenían un nivel de HbA1C de 7% a 10%, los medicamentos se suspendieron solo en los días de ayuno. Hasta la fecha, no hay una guía definitiva que indique la mejor manera de hacer estos ajustes. Por eso tu médico, con su experiencia, es la persona adecuada para hacer recomendaciones específicas para ti.

Déficit vitamínico: cuando tenemos sobrepeso, hay una tendencia subjetiva a creer que estamos muy nutridos. Paradójicamente, se puede presentar un déficit de nutrientes debido a enfermedades gastrointestinales, a alcoholismo o dietas previas muy restrictivas o no balanceadas, que puede llevar a una deficiencia de vitaminas y minerales importantes para el funciona-

---

27 Carter, Clifton & Keogh (1 de diciembre de 2016), y Carter, Clifton & Keogh (6 de julio de 2018).

miento de tu organismo. Si los alimentos que consumes durante los periodos en los que no ayunas son balanceados y variados, no se recomienda la suplementación con vitaminas. Sin embargo, si ya presentabas alguna carencia antes de comenzar a ayunar, es importante corregirla mediante la suplementación. Algunas vitaminas importantes para considerar son la vitamina D, la vitamina B12 y el hierro, y sus déficits deben ser corregidos antes de comenzar el ayuno.

Hipertensión arterial: algunas personas que toman medicamentos para la presión arterial o las enfermedades del corazón también pueden estar más propensas a desequilibrios de sodio, potasio y otros minerales durante periodos prolongados de ayuno. Tu médico te guiará en qué tanta hidratación requerirás, y si es necesario realizar algún examen de laboratorio en particular. También te ayudará a ajustar los medicamentos de la presión, pues es muy probable que, con la pérdida de peso y el ayuno, tus valores de presión mejoren.

¿Necesitas medicamentos que requieren ser tomados en las horas de ayuno?

Existen condiciones médicas donde, independientemente de hacer ayuno o no, tendrás que seguir tomando medicamentos. Ejemplos son los medicamentos para la inflamación, para los dolores agudos o crónicos, antibióticos o medicamentos para la presión arterial. Algunos de estos se deben ingerir con frecuencias de cada seis u ocho horas.

La mayoría de los medicamentos pueden tomarse sin ajustes durante el ayuno, sin causar problemas. Sin embargo, hay dos situaciones específicas en las que debes tener en cuenta algunas precauciones al hacer ayuno. La primera, es cuando debes tomarlos con alimentos, para mejorar su absorción. La segunda, es que ciertos medicamentos pueden aumentar el riesgo de irritación gástrica si se consumen con el estómago vacío. Estos son algunos ejemplos:

- Esteroides como la prednisona, la dexametasona y la hidrocortisona deben tomarse con el estómago lleno.
- Antiinfamatorios no esteroideos como el ibuprofeno, naproxeno y el diclofenaco también requieren el estómago lleno, para evitar irritación.
- Antibióticos como la amoxicilina/clavulanato, nitrofurantoina deben ingerirse con comida para evitar irritación gástrica, y en el caso de la nitrofurantoína, para mejorar su absorción.
- Sulfonilureas como la glibenclamida, gliburida, glimepirida, o las insulinas de acción rápida. Si las ingieres sin comer, puedes tener un bajón de azúcar.
- Antiácidos a base de carbonato de calcio, magnesio o aluminio actúan mejor justo antes de las comidas.
- Cloroquina, que irrita el estómago si no hay comida en este.

En el caso de que consumas estos o cualquier otro medicamento, es crucial que consultes con tu médico la posibilidad de ajustar su horario de dosificación para que puedas consumirlos durante tus comidas. Si no es así, consumir una pequeña cantidad de vegetales como lechuga o unas pocas aceitunas a la hora de tu medicina minimizará el efecto negativo del medicamento, afectando de manera mínima tu ayuno. Ten en cuenta que la acción final que tomes debe ir de la mano de tu médico.

¿Tomas medicamentos que están asociados a la ganancia de peso?

Es importante que discutas con tu médico este tema, ya que es posible que estés ingiriendo medicamentos que causen un aumento de peso sin saberlo, lo que dificulta alcanzar tus objetivos, a pesar de hacer cambios en tu estilo de vida. Si estás tomando algún medicamento que lo cause, hay dos opciones que debes discutir con tu médico. La primera, es verificar si ya no es necesario hacerlo, y si es posible suspenderlo o reducir la dosis. La segunda, es evaluar si hay una alternativa que cumpla la misma función, sin causar aumento de peso.

Para encabezar esta lista, empezaremos con algunos medicamentos para la diabetes. La insulina, las sulfonilureas y las tiazolinedionas pueden ayudar a mejorar la sensibilidad a la insulina y aumentar su liberación. Sin embargo, si una persona padece obesidad, su cuerpo ya tiene una cantidad excesiva de insulina. Mejorar repentinamente la sensibilidad a la insulina con estos medicamentos puede provocar un aumento de peso, debido a la estimulación del acúmulo de glucosa en forma de grasa, en especial cuando se combinan con una dieta alta en carbohidratos. Las tiazolinedionas, en particular, pueden llevar a un mayor aumento de peso con una dieta alta en carbohidratos.

Si no es posible suspender o reemplazar estos medicamentos, cambiar a una dieta con menos harinas y carbohidratos en general puede minimizar su impacto en el aumento de peso. Es por esto que tu médico debe estar involucrado en la toma de decisiones sobre tu tratamiento.

Existe una fuerte correlación entre obesidad y depresión, como vimos antes. De manera desafortunada, antidepresivos como la paroxetina, la amitriptilina y la imipramina se asocian a ganancia de peso, dados su modulación de la serotonina y su incremento del deseo de comer comida densamente calórica. También algunos antipsicóticos como la olanzapina, la clozapina y la risperidona inducen a una ganancia de peso.

Medicamentos rara vez utilizados para el control de la presión arterial incluyen propranolol, clonidina y prazosina; medicamentos para las alergias, incluidos los esteroides como la prednisolona, o los antihistamínicos como la difenhidramina, también se asocian a ganancia de peso.

Si estás tomando alguno de estos medicamentos, es probable que haya una razón importante para hacerlo, ya que el beneficio que proporcionan supera los posibles efectos secundarios, como el aumento de peso. Sin embargo, si hay una alternativa disponible, es recomendable considerarla. Habla con tu médico sobre todos tus medicamentos y la posibilidad de explorar juntos otras opciones. Estos cambios no siempre serán posibles, pero vale pena explorar alternativas, y si no hay una salida a cambiar o reducir la dosis, aun puedes lograr grandes cambios físicos y fisiológicos con el ayuno intermitente. No cambies, reemplaces o suspendas ningún medicamento sin discutirlo primero con él.

¿Tienes contraindicado el ayuno?

Son pocas las situaciones en que el ayuno está contraindicado, pero hasta la fecha se deben tener precauciones en cuatro situaciones particulares. Mi recomendación es que, hasta que no tengamos más estudios, en estos escenarios se evite el ayuno intermitente:

Diabetes tipo 1: esta condición es dependiente por completo de la administración de insulina para suplir la función pancreática. El ayuno intermitente puede alterar los niveles de azúcar en la sangre y hacer que sea más difícil controlarlos, ya que la falta de alimentos durante el ayuno puede disminuir los niveles de azúcar en la sangre, lo que puede llevar a hipoglucemia.

Antecedentes de trastornos de la alimentación como anorexia o bulimia: los trastornos de la alimentación son enfermedades graves que afectan la forma en que una persona se ve a sí misma y percibe su cuerpo. Dados los múltiples cambios preestablecidos en diversas estructuras cerebrales, y en cómo es la respuesta a los neurotransmisores en estas condiciones, el ayuno intermitente puede exacerbar estos trastornos y aumentar el riesgo de recaída. Cuando hay antecedentes de estas condiciones, el ayuno intermitente puede fomentar la obsesión con la comida y el peso, lo que puede ser particularmente peligroso.

Niños menores de doce años: durante la infancia y la adolescencia, el cuerpo está en pleno desarrollo y necesita una fuente constante de nutrientes para mantener un crecimiento y desarrollo saludables. El ayuno intermitente puede interferir en estos procesos y llevar a una falta de nutrientes esenciales. Este no se recomienda en niños y adolescentes menores de dieciocho años, y de manera más crítica, en menores de doce. En este periodo, es fundamental seguir una dieta equilibrada y asegurarse de que los niños reciban los nutrientes necesarios.

Mujeres embarazadas o lactantes: durante el embarazo y la lactancia, el cuerpo de la mujer necesita una fuente constante de nutrientes para mantener su salud, la del feto o del bebé, y para la producción de leche materna.

Si es tu caso y te encuentras en alguno de estos escenarios, te diré que mejor consideres otras alterativas para controlar tu peso. Consulta a tu médico para encontrar alternativas que permitan una alimentación equilibrada y una rutina de ejercicio saludable para mantener la salud física y mental.

Otras consideraciones

Monitoriza tu presión arterial

La hipertensión es un desorden común en nuestro mundo moderno. Datos de la Encuesta Nacional en Salud y Nutrición en Estados Unidos (NHANES, por su sigla en inglés) encontraron que individuos con IMC > 30 tienen cerca del doble del riesgo de desarrollar hipertensión refractaria, comparado con sujetos con IMC normal. El aumento del tejido adiposo asociado a la ganancia de peso es el principal catalizador de este problema. Por fortuna, el ayuno intermitente ha demostrado un impacto benéfico en la reducción de la presión arterial en modelos animales y humanos. Este beneficio se ha documentado desde periodos de ayuno intermitente de ocho semanas de duración, hasta en estudios más extensos, de seis meses. El mecanismo detrás de la reducción de presión con el ayuno y pérdida de peso se debe a un incremento de la actividad parasimpática, que es responsable de desacelerar el corazón y relajar nuestros vasos sanguíneos; esto se facilita por el aumento del factor neurotrófico derivado del cerebro (BDNF), de la excreción renal de norepinefrina para evitar su efecto elevador de la presión y de la sensibilidad a la insulina. Solo este mecanismo permite una reducción, en promedio, 6 mmHg de presión arterial sistólica, sin importar la pérdida de peso. El perder peso suma a este objetivo, pues, por regla general, una reducción de 6 a 8% del peso reduce la presión arterial sistólica y diastólica hasta 5 mmHg y 4 mmHg, respectivamente. Esta reducción puede llegar hasta 5 a 20 mmHg de presión sistólica al perder 10 kilos.

Aunque aún son necesarios más estudios para determinar si estas reducciones de presión inducidas por la regulación hormonal que ofrece el ayuno intermitente tienen un impacto clínico que se traduzca en reducción de mortalidad cardiovascular por sí sola, sí es claro que este beneficio, cuando se suma a la reducción adicional que ofrece su pérdida de peso, genera un impacto clínico que permite la prevención de complicaciones cardiovasculares, reducción o eliminación de la necesidad de medicamentos para la presión arterial y, por último, mejora la calidad de vida. En todos estos casos, conocer tus valores de presión arterial y ajustar tus medicamentos será una necesidad que tendrás de la mano de tu médico.

Controlar los triglicéridos es clave

Cuando tenemos niveles elevados de colesterol, nuestro páncreas los percibe como un exceso de nutrientes, lo que provoca una liberación reflejo de insulina. A largo plazo, esto puede llevar a un aumento de peso. Por lo general, los médicos recetamos estatinas para reducir el colesterol, y estas han demostrado salvar millones de vidas en todo el mundo, cuando están indicadas. Sin embargo, algunos estudios sugieren que la adición de un segundo medicamento, como el bezafibrato, puede reducir aún más los niveles de colesterol y mejorar la resistencia a la insulina, lo que puede conducir a la pérdida de peso. Un tercer medicamento, el diazóxido, puede inhibir la sobreproducción de insulina. Esto nos hace desear tener un medicamento que controle el colesterol, inhiba la sobreproducción de insulina y ayude a quemar grasa y perder peso, pero la mala noticia es que aún no existe. La buena noticia es que una dieta basada en el ayuno intermitente, junto con actividad física regular, alimentación balanceada y una adecuada ingesta de nutrientes en los períodos de alimentación, podría ser lo más cercano a esto. ¡El ayuno intermitente podría funcionar como el bezafibrato y un poco de diazóxido!

Ojo aquí, pues **no te estoy diciendo que dejes de tomar tus medicamentos del colesterol de inmediato, por el hecho de ayunar.** Pero sí te invito a que lo discutas con tu médico y puedas darte la oportunidad de conocer tus valores de colesterol antes y durante el estilo de vida de ayuno intermitente, pues la mejora del perfil lipídico a través de esta práctica es un beneficio que ocurre de manera independiente de la pérdida de peso. Estudios que han comparado los niveles de lípidos antes y después del ayuno intermitente realizado durante el Ramadán han mostrado que los niveles de HDL pueden aumentar entre 1 y 14 mg/dL, mientras que los de LDL disminuyen entre 1 y 47 mg/dL; los de colesterol total disminuyen entre 5 y 88 mg/dL, y los de triglicéridos disminuyen entre 3 y 64 mg/dL.

De manera más extensa, se ha evaluado si estos mecanismos se conservaron con otros tipos de ayuno intermitente. Klempel, Kroeger & Varady[28] probaron dos tipos de dietas en personas que realizaban ayuno de días alternos: el primer grupo consumía una dieta alta en grasas y baja en carbohidratos; el segundo, una baja en grasas y alta en carbohidratos. Ambos grupos mostraron una disminución del colesterol, los niveles de LDL y triglicéridos y del peso corporal.

Se cree que el aumento del colesterol bueno, HDL, y la disminución del colesterol malo, LDL, mediado por el ayuno intermitente se deben a cómo el hígado modula las moléculas de grasa. Durante el ayuno intermitente, se induce a la expresión de moléculas que permiten la oxidación o degradación de los ácidos grasos. Esto conduce a la disminución de los triglicéridos y VLDL hepáticos, así como a un aumento en la producción de pequeñas moléculas de apo-A, que son clave para producir más colesterol bueno, HDL. Al mismo tiempo, se produce una

---

28 Enero de 2013.

disminución de moléculas dañinas apo-B, lo que reduce la cantidad de colesterol malo, LDL. La disminución de los niveles de VLDL y LDL conduce a una pérdida de colesterol y triglicéridos, lo que se refleja en la reducción del colesterol y triglicéridos séricos durante el ayuno intermitente.

Cuando hay un alto contenido de colesterol en nuestro cuerpo, nuestro páncreas detecta un exceso de nutrientes y libera insulina adicional. Por esto es importante evitar el aumento del colesterol, y el ayuno intermitente puede ser una forma directa e indirecta de mitigar este mecanismo. Pero recuerda siempre discutir estos beneficios del ayuno intermitente con un médico, para comprender cómo pueden afectar tu perfil lipídico individual.

Regula tu microbiota intestinal

La microbiota es una extensa y diversa cantidad de microbios que viven de manera armónica en nuestro intestino. Estos cumplen funciones importantes en el metabolismo de nutrientes y la digestión de los alimentos, metabolizan sustancias químicas ajenas a nuestro cuerpo (xenobióticos), mantienen la integridad estructural de la mucosa intestinal, modulan el sistema inmune, nos protegen de infecciones y patógenos, entre muchas otras funciones.

Por el contrario, el desbalance de la microbiota intestinal (disbiosis) se asocia con aumento de la resistencia a la insulina y del riesgo de obesidad; con enfermedad inflamatoria intestinal, diabetes tipo 1 y desórdenes inmunes, como la artritis reumatoidea.

¡Tener un balance microbiótico óptimo es clave en la prevención de enfermedades metabólicas y en la regulación de peso!

Ahora bien, el ayuno intermitente y la microbiota tienen una relación de beneficio mutuo. El microbioma modula la adiposidad y protege contra el desarrollo de la disfunción metabólica asociada a la obesidad. Conocer estos beneficios ha despertado el interés por buscar distintas formas de modular de manera positiva el equilibrio microbiano. Modelos animales preliminares sugieren que el ayuno intermitente puede ser una de estas.

El ayuno de días alternos, en comparación con la ingesta libre y a gusto, con un balance calórico normal sin déficits o excesos, induce a la pérdida del tejido adiposo blanco, pérdida de peso y un aumento en la microbiota intestinal. Esto se asocia con una reducción del hígado graso y del síndrome metabólico. Sin embargo, tener una adecuada microbiota es clave para que estos beneficios ocurran; esto se ha comprobado en modelos en ratones con microbiota agotada, que, cuando se someten al ayuno de días alternos, no mejoran la tasa de obesidad ni se reduce su hígado graso. ¡Esto nos sugiere que la microbiota intestinal es necesaria para que el ayuno muestre sus beneficios!

Aunque los alimentos fermentados, como la leche kéfir, el yogur con cultivos probióticos, vegetales encurtidos, el té de kombucha y la soya fermentada, entre otros, ayudan a regular tu microbioma, consúltale a tu médico, y juntos definan si es necesario recibir o no suplementación adicional de probióticos.

Efectos de un mal balance en la microbiota intestinal vs. uno bueno

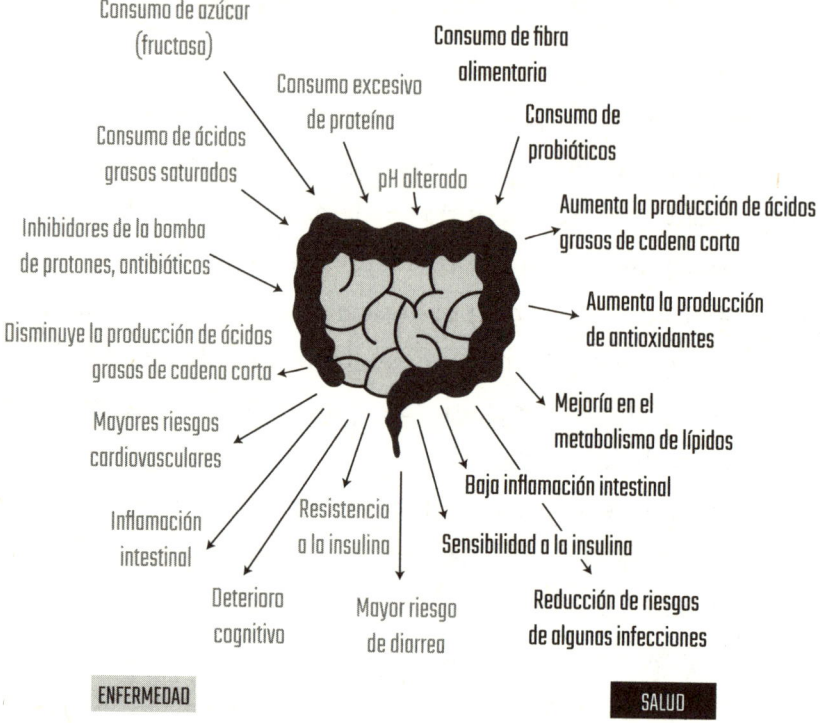

Si llegaste a este libro es porque quizá ya has tocado las puertas de múltiples métodos fallidos para controlar tu peso y mejorar tu vida. Y no sé con seguridad si el ayuno sea la respuesta que buscas, pero si has fallado con otros métodos para perder peso, vale la pena intentarlo, pues es muy probable que tengas éxito. Si estás listo para tomar este gran paso, ¡te invito a que te prepares para ayunar!

En resumen:
- Tu médico es tu aliado si tomas medicamentos para alguna enfermedad.
- Conocer tus puntos de partida es fundamental para que tengas un referente objetivo de los cambios que provocará el ayuno intermitente en tu estilo de vida.
- El ayuno de días alternos isocalórico modula la microbiota intestinal, reduciendo la adiposidad.
- Un adecuado balance en nuestra flora bacteriana es necesario para maximizar los beneficios del ayuno.
- Mujeres embarazadas o lactantes, niños menores de doce años, personas con diabetes mellitus tipo 1 y con trastornos de la alimentación deben considerar otros métodos alternativos al ayuno intermitente.

CAPÍTULO 8

PREPÁRATE PARA AYUNAR

Estaba en Boston, a pocos meses de completar mi primer año en Harvard, después de un periodo intenso de estudios, aprendizaje e investigación. Decidí tomarme un tiempo para mí, ya que era Halloween, y fuimos al pueblo de Salem, ubicado a aproximadamente una hora al norte de Boston, para celebrar la ocasión. Salem es conocido por ser uno de los lugares más populares para celebrar este día, debido a sus historias de brujas y la paranoia puritana que llevó a más de doscientas personas a ser juzgadas y condenadas por brujería en los años 1600. Aunque estas personas creían con fervor en estos eventos de brujería, la humanidad más tarde descubrió que estaban equivocadas, lo que nos recuerda cómo a menudo nos aferramos a paradigmas que no son verdaderos. De manera similar, nuestra sociedad ha adoptado muchas creencias erróneas en la alimentación y la nutrición, como la idea de que eliminar los carbohidratos es la mejor manera de perder peso, que los azúcares naturales —como la miel— son saludables, que los snacks entre comidas son necesarios o que comer constantemente mantiene el metabolismo activo. Sin embargo, la investigación y la ciencia nos han proporcionado nuevas respuestas y explicaciones más precisas para darnos entendimiento. Para prepararnos para adoptar el ayuno como estilo de vida, es importante dejar atrás paradigmas erróneos y tener comprensión más precisa de la nutrición. ¡Llegó el fin de la cuenta regresiva, llegó el momento de ayunar!

Por múltiples años nos enseñaron que debemos comer tres comidas principales, y en medio de estas un snack, para tener una óptima nutrición y mantener nuestro metabolismo activo. Este será el primer paradigma que debemos dejar atrás, y científicamente tengo varios motivos para que lo hagas.

Comer de manera repetitiva, múltiples veces a lo largo del día, aumenta el riesgo de obesidad en un 57%, en comparación con aquellas personas que tienen un periodo de alimentación regular y definido con hasta tres comidas al día[29]. Por cada tres horas que incrementamos el periodo en que comemos cada día, hay un aumento de un 20% del riesgo de diabetes[30]. Periodos prolongados de alimentación durante el día incrementan el riesgo de recurrencia de cáncer de mama en un 36%[31].

Cuando dejas que tu cuerpo tenga periodos de descanso, libre de la sobreestimulación de nutrientes, permites que la autofagia se active con todas sus funciones reparadoras. Este mecanismo se activa luego de doce a dieciséis horas de ayuno, y como ya vimos en detalle, permite también una reducción significativa en los picos recurrentes de insulina, que llevan a la ganancia progresiva de peso.

Ahora bien, si consideramos que buscar la autofagia y ajustar nuestra memoria metabólica es nuestro principal objetivo, te

---

29 Leech *et al.* (octubre de 2017).
30 Mattson *et al.* (25 de noviembre de 2014).
31 Marinac *et al.* (mayo de 2015).

presentaré las diferentes formas de ayuno intermitente y cómo puedes adaptarlas a tu estilo de vida.

La ciencia ha desarrollado protocolos de ayuno intermitente que han probado ser similares para activar todos los mecanismos benéficos del ayuno. Te hablaré del ayuno de día alterno, del ayuno 5:2 y del de restricción en la ventana del tiempo.

Ayuno de días alternos

Con este método, ayunas durante todo un día y luego comes normalmente durante las siguientes veinticuatro horas. Por ejemplo, puedes elegir ayunar desde la cena hasta la cena del día siguiente, y luego comer de manera normal durante el siguiente día. Estas cenas deben ser lo más temprano posible, al final de la tarde, y no superar las quinientas calorías. Si practicas esta opción, ten en cuenta que durante el día de ayuno es importante que te mantengas hidratado y consumas líquidos sin calorías, como agua, té o café.

Un estudio conducido por el doctor Heilbronn[32] evaluó durante veintidós días este modelo de ayuno. Los sujetos de este estudio lograron una reducción promedio del 3% de su peso, y de manera interesante, en tan solo tres semanas se redujeron los niveles de insulina en la mañana, al despertar, y se incrementó la expresión del gen SIRT1, que previamente ha estado asociado con mayor longevidad. Sin embargo, un factor limitante de este modelo fue que hasta el 50% de los sujetos presentaron

---

32   Heilbronn *et al.* (1 de enero de 2005).

sensación de hambre, que describieron como permanente en los días de ayuno. La doctora Krista Varady[33] decidió ir más allá y evaluar cuál era el comportamiento de sujetos en tres grupos, uno que comía libremente, sin ningún tipo de dieta; otro que restringió sus calorías en un 25% todos los días, y un tercer grupo que hizo ayuno de día alterno y restringió sus calorías en un 50% cada día de por medio. Luego de seis meses, el primer grupo no tuvo cambio alguno en su peso, mientras que el grupo con restricción calórica en sus calorías diarias y el grupo de ayuno en días alternos presentaron reducción de peso iguales, con una pérdida aproximada del 7%. Sin embargo, el 38% del grupo de ayuno en día de por medio no fue capaz de adherirse a ese ayuno, comparado con el grupo de restricción calórica, donde un 29% no logró hacerlo. Esto nos permitió entender que los programas de restricción calórica y de ayuno de día de por medio son igualmente efectivos para lograr pérdida de peso, pero el riesgo de no seguir este modelo de ayuno con el paso del tiempo es alto, quizá mayor que el de una dieta tradicional.

El ayuno de días alternos es efectivo para perder peso, pero puede ser difícil de seguir para algunas personas, debido al largo período de ayuno. Si decides probar esta opción, es importante que elijas alimentos nutritivos durante los días en los que comas, para asegurarte de que estás obteniendo los nutrientes que tu cuerpo necesita.

---

33 Barnosky *et al.* (1 de octubre de 2014) y *Varady et al.* (diciembre de 2013).

Ayuno 5:2

El ayuno 5:2 implica comer normalmente durante cinco días a la semana y ayunar veinticuatro horas, durante dos días no consecutivos. Durante los días de ayuno, sin embargo, se permite ingerir una pequeña cantidad de comida que no sobrepase la ingesta de quinientas calorías. Esta forma de ayuno puede ser más fácil de seguir que el ayuno de días alternos, ya que solo requiere ayunar durante dos días a la semana, en lugar de todos los días alternos.

No obstante, este modelo solo nos da el beneficio de activar la autofagia dos veces a la semana, y aunque su adherencia puede ser un poco mejor que la de un plan de ayuno de días alternos, su impacto en la reducción de peso es un poco menor. Este plan puede ser una buena transición para, posteriormente, empezar a hacer un plan de ayuno con restricción en el tiempo.

Un punto importante para agregar en estos dos modelos es que ambos tienen la particular limitación de que se debe aprender a contar calorías, pues algunas personas caen en el error de sobrestimar o subestimar lo que se come.

Ayuno con restricción en el tiempo

El ayuno con restricción en el tiempo, con su versión más popular 8:16, implica restringir la ingesta de alimentos a un período de ocho horas al día y ayunar durante las dieciséis horas restantes. Por ejemplo, si comienzas a comer a las 8:00 de la mañana, debes terminar tu última comida antes de las 4:00

p. m., y luego ayunar hasta la mañana del día siguiente. Este ayuno tiene variaciones como el 6:18 y el 4:20, que son más retadoras de alcanzar en el día a día y, por tanto, nos enfocaremos de ahora en adelante en el modelo 8:16.

Este método es más fácil de seguir para la mayoría, porque nos permite comer durante una ventana de tiempo más larga, en comparación con el ayuno de días alternos o el ayuno 5:2. También puede ayudar a mantener la energía durante el día y mejorar la calidad del sueño; diversos estudios nos lo han corroborado. La doctora Elortegui Pascual[34] y su equipo realizaron una revisión sistemática, evaluando los tres modelos de ayuno intermitente, donde incluyeron más de veinticuatro estudios, con un total de 1.768 pacientes. Encontraron que el ayuno de días alternos se asociaba con una reducción de peso de hasta el 12,97%, el 5:2, con hasta un 7,97% de reducción y, por último, el ayuno con restricción en el tiempo, con un 8,6%, con variaciones en los tres grupos, que los hizo muy estadísticamente similares. Sin embargo, cuando se evaluó la adherencia a estos métodos, el ayuno 5:2 y el de restricción en el tiempo fueron los que permitieron ser más llevaderos en el tiempo.

Otro beneficio del modelo de ayuno de restricción en el tiempo radica en que aquí la clave está en restringir el consumo de alimentos a ciertos momentos del día. Este enfoque le da relevancia a prestar atención al reloj, en lugar de hacerlo a las calorías, y donde, más que contar el número de las que consumimos, importará su calidad.

---

34 Elortegui Pascual *et al.* (febrero de 2023).

Supera los paradigmas

Estás al inicio de una aventura cargada de emociones y de grandes resultados físicos y mentales por venir. Y puede que, en este punto, luego de entender la complejidad de nuestro metabolismo, no veas la hora de empezar a vivir el ayuno como un estilo de vida. Para lanzarnos, quiero que tengas presente estos puntos clave:

1. Cree en ti y en el poder del ayuno:

Quizá ya has librado muchas batallas, donde has pasado por múltiples dietas y esfuerzos por perder peso. Esta es la oportunidad de tener fe nuevamente y trascender a ver el ayuno como una oportunidad, como un estilo de vida. Hoy quiero que afirmes que serás capaz. Si has perdido batallas antes, en esta juegas desde una posición muy diferente, donde tienes de tu lado el poder del ayuno intermitente.

2. Tu proceso es único e incomparable:

No te compares con nadie en tu proceso. Vivir el ayuno como un estilo de vida trasciende más allá de perder peso y te permitirá conectarte contigo. Es un proceso que te permite conocer tu cuerpo y tus emociones. Si has fracasado al intentar perder peso en otras oportunidades, y emprender esta aventura te genera incertidumbre, es hora de dejar de pensar así y entender que esta vez será diferente, ¡será un proceso único e incomparable!

3. Sé consciente:

Desde este momento, serás consciente de cada bocado con el que nutres tu cuerpo y aplicarás la alimentación consciente como un acto de amor hacia ti mismo, pues es un arte que invita a saborear cada bocado con los sentidos abiertos, a escuchar al cuerpo, nutrirlo y apreciar la experiencia única de alimentarnos, mientras estamos presentes en el momento.

4. Date la oportunidad de sanar:

Mas allá del peso que puedas tener de más, en tu interior eres más saludable de lo que te imaginas. Sanar permite llevar a remisión enfermedades como la diabetes, mejorar tu presión arterial y hacerte vivir con más energía y confianza. ¡Prepárate para despertar en ti tu lado saludable!

¡En sus marcas, listos, fuera!

El conocimiento que te he dado en este libro te ha enseñado a descubrir cómo tu cuerpo y tu mente cambiarán cuando vivas el ayuno como un estilo de vida. No solo regularás tu peso, sino que también le estarás dando a tu cuerpo la oportunidad de reducir la inflamación, mejorar sus niveles de energía y su sistema inmune. Antes de que empecemos, quiero que te traces dos metas. La primera te la pondré yo, y será que busques **reducir tu peso en un 5%.** Sin embargo, cuando vivas en ayuno como estilo de vida, esta meta será mínima, al lado de lo que realmente alcanzarás. La segunda meta la fijarás tú, y quiero que sea una que valga la pena alcanzar, que vaya más allá de los números. Esta meta debe ser algo único de tus deseos y necesidades, como volver a salir a jugar con tus hijos sin sentir una fatiga inmediata, volver a usar ese traje de baño que te ponías unos años atrás, suspender los medicamentos para tu diabetes, vivir tu día con más energía y capacidad de concentración, o mejorar tu seguridad y recuperar la capacidad de creer en ti. Piénsalo por unos segundos y deja plasmada aquí esta meta, de manera clara y específica.

Con el estilo de vida del ayuno intermitente, yo lograré:

- _____
- _____
- _____
- _____
- _____

Quiero que leas esta meta cada vez que te cuestiones por qué estás realizando este proceso, y que sea esta meta la que te motive día a día. A la vez, quiero advertirte que, independientemente de cuál sea tu meta, la vas a alcanzar, y semana a semana, cuando veas que lograste tus objetivos, vas a querer avanzar cada vez más. Si tus metas son múltiples, no dejes de anotarlas; pero, en este caso, debes priorizar y decidir cuál será la inicial que quieres cumplir. Una manera de priorizar esto es identificar cuál meta puede acercarte a lograr la siguiente. Por ejemplo, si mis metas son poder reducir los medicamentos que tomo para la diabetes y evitar caer en fallo renal por esta enfermedad, mis esfuerzos se deben enfocar en la meta 1, perder el 5% de peso, y en la meta 2, controlar los niveles de azúcar en sangre.

¿Qué tienes en tu nevera y a quiénes en tu casa?

Si alguna vez, en medio de la noche, has tenido deseos de comer helado, pan o un dulce, por ejemplo, y has caído en la tentación de comértelo, es por una razón muy sencilla: porque en tu nevera tenías helado o había chocolates en la despensa. Suena muy básico, pero así es; si no lo tienes en casa, no lo comerás. Esto es tan efectivo como "si no lo pones en el carrito del mercado, no lo comprarás y no lo comerás".

Te invito a hacer una inspección minuciosa en tu hogar y en tu lugar de trabajo. Tu primera tarea será deshacerte de todos los productos procesados que contengan azúcar añadida, ya que estos son los que más tentación generan y te llevan a consumir más de lo que necesitas. Revisa muy bien tu cocina, nevera y despensa. Es importante tomar esta decisión lo antes posible, para reducir las oportunidades de comer algo no saludable. Al asegurarte de que estas tentaciones no estén a tu alcance, te será más difícil caer en la tentación de comer alimentos poco saludables cuando sientas un antojo.

No te olvides de tu lugar de trabajo. Tómate un tiempo para ordenar aquel cajón en tu escritorio, en el que guardas chocolates, papas fritas, barras de granola endulzadas con miel y otros snacks poco saludables. Si deseas tener algo disponible en tu lugar de trabajo, opta por almendras o nueces bajas en sal, un trozo de queso o palitos de apio y zanahoria frescos, que hayas traído desde casa ese mismo día. De esta manera, tendrás opciones saludables a la mano y evitarás la tentación de comer algo poco saludable.

Un escenario más retador para lograr este objetivo es cuando convives con otras personas. Para unos pocos, será una tarea más sencilla cuando viven solos y toman sus decisiones, pero cuando vives con tu pareja, tus hijos o compartes tu casa con alguien más, las decisiones a veces deben ser compartidas. Las personas con las que convives impactan la realidad que vives, y podrán tener un efecto en lo que comes y lo que no. Así que es muy importante que establezcas un espacio de comunicación para explicarles la transformación que le darás a tu salud. Si se unen a ti en este proceso, ¡maravilloso! Sin embargo, si este no es el escenario, pídeles apoyo en tu decisión.

Existen dinámicas familiares tradicionales, donde la cena es el momento que comparten todos al final del día. En casos como estos, buscar cenar más temprano es una de las opciones para practicar ayuno con restricción en el tiempo, o recurrir al ayuno de días alternos es una solución donde los acompañas a cenar día de por medio. Aunque la decisión de ayunar es personal y propia, donde tú tienes todo el derecho de mejorar tus hábitos de vida, en algunos casos puede ser una idea difícil de concebir para algunos (recuerda la convicción con la que algunos creyeron en las brujas de Salem), así que prepárate para un reto de opiniones divididas, donde la comunicación o pedirles a todos que lean este libro será clave. Es importante que los escuches y entiendas todas sus dudas y preguntas, para ayudarlos a superar el estigma, entenderte mejor y, ¿por qué no?, invitarlos a compartir contigo una de tus comidas saludables, o incluso a saltarse juntos la última comida del día. Recuerda, además, que ayunar no ocurre de la noche a la mañana; es un proceso gradual que se incorporará a tu vida.

Aquí te dejo algunos ejemplos que puedes usar para que te entiendan mejor en casa:

"Mi amor, quiero mejorar mi peso y controlar mi diabetes, así que voy a evitar cenar por las noches. ¿Estaría bien contigo si te acompaño en tus momentos de cena con un té?".

"Hijos, mañana no cenaré, así que estoy preparando algo de comida extra hoy para que la coman mañana".

"Quiero mejorar mi salud, verme y sentirme mejor, y por eso estoy adoptando este estilo de vida. Gracias por tu amor y apoyo".

Si tu familia no se unió a ti a trabajar en equipo, y es algo que apenas estás intentando que funcione, busca tener espacios separados para tus alimentos en la nevera o en la despensa. Si es posible, busca que los snacks tentadores que ellos tengan no estén a tu vista o a tu alcance.

Recuerda, además, que la comida entra por los ojos, así que la presentación de tus alimentos saludables en la nevera es importante. Guarda tus vegetales saludables en la nevera en un tazón bonito y limpio para que, cuando lo veas, te provoque comerlos.

Recuerda que, así como aplica en todo en la vida, debes sacar lo malo para darle espacio a todo lo bueno que ha de venir.

Es hora de tener un plan

Ya has tomado la decisión de empezar, tienes dos metas definidas. Ahora bien, para que los sueños se conviertan en metas cumplidas, se requieren acciones y motivación para afrontar este camino.

Cuando todo en tu vida marcha bien, es sencillo hacer cambios que te lleven a ayunar. No obstante, quiero que te prepares para mantener tu fuerza de voluntad también en condiciones no óptimas. Si tienes una situación difícil en casa, si debes trabajar de más o hasta más tarde, estás pasando por una ruptura o te enfrentas a retos de la vida diaria, te será más fácil seguir con tu plan de ayuno si te enfocas en la meta que muy claramente acabas de escribir; si te visualizas materializándola y viviéndola, la harás realidad. Visualizarte activa tus emociones de una manera poderosa que lleva a la acción.

Ahora bien, llega la hora de ayunar, y quizá lo más que has ayunado hasta el día de hoy fue por ocho o doce horas, mientras dormías e ibas al médico a hacerte exámenes en ayunas, así que saltar a un ayuno de dieciséis a veinticuatro horas será algo que realizaremos poco a poco.

Ten contigo té, café y agua para los momentos en que ayunarás, y haz una lista de mercado o identifica restaurantes que ofrezcan opciones saludables para ti, en tus horas de ingesta. Más adelante revisaremos estos detalles.

Quiero que, para que redondeemos nuestro plan, hagas otra pausa ahora para tomar una decisión. Hemos revisado toda la evidencia científica detrás del ayuno, así como los modelos más populares y eficientes para incorporarlo a tu estilo de vida. Hoy tendrás la oportunidad de elegir la forma en que deseas comenzar tu ayuno intermitente.

La primera opción es el **ayuno de días alternos**. Ten en cuenta que el modelo de ayuno 5:2 es una fase inicial para llegar a un ayuno de días alternos, donde ayunarás por veinticuatro horas de tres a cuatro veces por semana. Este modelo es ligeramente más efectivo para reducir peso, pero puede ser menos sostenible a largo plazo; también es importante que aprendas a contar las calorías de tus días de ayuno para no sobrepasar las quinientas permitidas. Tu capacidad para adaptarte con comodidad a este modelo dependerá de factores personales, de cómo tu cuerpo reacciona y cómo encaja en tu estilo de vida.

La segunda opción es el **ayuno con restricción en el tiempo**, que es el modelo más popular en la actualidad. Con este incrementarás gradualmente las horas en que dejas de comer cada día, hasta que al final seas capaz de comer durante un período de ocho a seis horas cada día. Aquí lo que más importa es estar atentos al reloj, y no debes contar calorías. Este modelo es más sostenible en el tiempo y puede ser más fácil de adaptar a tu estilo de vida.

Hoy, yo, _____, declaro que cambiaré mi vida y mi salud con _____ ayuno de días alternos _____ ayuno con restricción en el tiempo

¡Felicitaciones! Acabas de dar el primer paso para ayunar y emprender un camino hacia la autenticidad y la libertad. Te estarás dando una oportunidad para cultivar la gratitud, la paciencia y la compasión, recuperando tu memoria metabólica, permitiendo un espacio de encuentro con la sabiduría innata de nuestro cuerpo, y aceptando una invitación a honrar el poder curativo de los alimentos y el ayuno intermitente.

En resumen:

- Existen tres maneras de realizar el ayuno intermitente: el ayuno de días alternos, el ayuno 5:2 y el ayuno con restricción en el tiempo 8:16.
- La decisión que tomes se basa en tus estilos de vida y en cómo te sientas más cómodo.
- Tu familia, amigos o pareja impactan en tus decisiones y adherencia al ayuno. Inclúyelos como parte de tu cambio de vida.
- La mejor manera de evitar comer snacks y procesados es eliminándolos de tu casa, trabajo y carrito de compras.
- Es clave que tengas una meta que te motive a ayunar cada día.
- Tu plan de acción incluye elegir qué estilo de vida, basado en el ayuno, se adaptará más a tu vida.

CAPÍTULO 9

EL MOMENTO DE AYUNAR

Durante mis primeros años de estudios comencé a comprender el proceso de ayuno y a implementarlo en mi estilo de vida. Aunque, en un principio, la solución más sencilla para ayunar era saltarme el desayuno, la forma en que he ayunado ha variado a lo largo de los años, a medida que van apareciendo diversos estudios. Pese a algunos cambios, el hecho de ayunar ha mantenido en general el mismo concepto: liberar nuestro cuerpo de la estimulación nociva de la sobrealimentación durante al menos doce horas al día, permitir la autofagia, regular los niveles de insulina y perder grasa corporal, mientras nos brinda concentración y enfoque para completar nuestras tareas diarias. La actividad física y la elección de alimentos saludables han sido una constante en este camino, pero mis experiencias en Colombia, seguidas por mi paso por Harvard, la Escuela de Medicina del Este de Virginia y, finalmente, la Universidad Stanford, en California, han nutrido mi conocimiento sobre la mejor manera de ayunar.

La evidencia clínica y el conocimiento actual nos han enseñado que la mejor forma de ayunar NO es saltándose el desayuno, y he dedicado este espacio exclusivamente para guiarte por el camino adecuado hacia un ayuno intermitente exitoso.

Saltarse el desayuno fue el modelo inicial y sencillo que promovimos para invitar a las personas a ayunar, ya que los primeros estudios de ayuno con restricción en el tiempo fueron basados en un modelo donde la primera comida era a las doce del día, y la última era entre las seis y las ocho de la noche. Este modelo tenía sentido, en especial para una persona que tuviera mañanas apretadas y apresuradas; pensar en no tener que invertir tiempo en preparar y comer el desayuno se convertía en algo muy efectivo. Así que varios ayunamos por muchos años con este esquema, que resultó ser práctico y funcionó. Sin embargo, los datos de diversos estudios clínicos recientes nos han mostrado que los beneficios del ayuno se potencian más cuando no nos saltamos el desayuno; de hecho, la omisión del desayuno se ha asociado con un incremento de la mortalidad cardiovascular y la mortalidad en general.

Es aquí donde recordarás a tu abuela, levantándose temprano para desayunar unas pocas horas después, y, por último, cenar al final de la tarde. ¡Caramba! Las abuelas, sin pensarlo, tenían el conocimiento que en la actualidad tiene la mayor evidencia científica para realizar el ayuno intermitente con restricción en el tiempo.

La importancia del desayuno

El cuerpo humano tiene un reloj biológico interno que regula los procesos fisiológicos, incluidos el metabolismo y la digestión, y está sincronizado con el ciclo de luz-oscuridad de cada día y noche, respectivamente. A esto lo llamamos ritmo circadiano. La ingesta de alimentos en momentos que no están sincronizados con nuestro reloj biológico interno puede afectar de forma negativa la salud y el bienestar. Comer tarde en la noche, cuando nuestro cuerpo debería estar descansando y digiriendo los alimentos, puede provocar problemas digestivos, insomnio y alteraciones metabólicas como aumento de peso, resistencia a la insulina y diabetes.

De la misma manera, omitir el desayuno produce un efecto similar. Diversos estudios epidemiológicos han demostrado que no desayunar incrementa el índice de masa corporal, eleva la presión arterial, afecta la cognición de los niños y aumenta el riesgo de intolerancia a la glucosa y prediabetes.

La cronodisrupción de los horarios de las comidas ocurre cuando alteramos el ritmo circadiano natural del cuerpo, debido a cambios en nuestros hábitos alimentarios. Si no seguimos un horario regular de alimentación y ayuno, o si comemos fuera de sincronía con nuestro ritmo circadiano, se produce la cronodisrupción. Esto sucede si, por ejemplo, comemos tarde en la noche, en lugar de temprano en el día. Cuando esto sucede, nuestros esfuerzos por mantener un déficit calórico o elegir alimentos saludables podrían ser ineficaces para controlar el peso.

Si pensabas que saltarte el desayuno era una buena idea, imagínate un día de trabajo típico, que se desenvuelve muy bien después de haber descansado adecuadamente. Al despertar con energía, somos capaces de afrontar los desafíos laborales con eficiencia durante nuestra jornada. Sin embargo, si nuestras horas de trabajo se extienden más allá de lo normal, por ejemplo, de ocho a dieciocho horas, comenzamos a sentir fatiga y perdemos nuestra capacidad para trabajar de manera eficiente. Esto se asemeja al proceso que realiza nuestro páncreas al procesar los alimentos. Después de una noche de ayuno y descanso, nuestro páncreas está despierto y activo por la mañana, pero a medida que avanza el día, su capacidad se agota y se fatiga de modo gradual. Por lo tanto, nuestro cuerpo es capaz de asimilar mejor la primera ingesta de alimentos temprano en la mañana, en lugar de más tarde en el día, y a medida que pasan las horas, nuestra tolerancia a estos alimentos se vuelve menos eficiente.

Cuando nos saltamos el desayuno se generan dos potenciales acciones reflejas. La primera es saltarse el desayuno, pero seguir comiendo almuerzo y cena a sus horas habituales. El segundo escenario es saltarse el desayuno, pero de manera refleja, retardar la ingesta del almuerzo y de la cena. Ambos escenarios son dañinos para nuestra salud. Un estudio realizado por el doctor Kutsuma[35] descubrió que aquellos que se saltaban el desayuno, pero cenaban a una hora razonable, aumentaban su riesgo de obesidad en aproximadamente un 20%. Sin embargo, aquellos que se saltaban el desayuno, y también ingerían su última comida tarde en la noche, tuvieron un aumento del 50% en el riesgo de padecer obesidad.

No solo es no saltarse el desayuno, sino recordar que esta es la comida más importante y mejor tolerada del día. Si debemos elegir qué comida del día debe contener la mayor cantidad de calorías, sin duda debe ser el desayuno.

Consumir el 50% de los requerimientos calóricos diarios en el desayuno (entre 6:00 y 9:00 a. m.) nos permite una mayor reducción de peso, del perímetro abdominal, de los triglicéridos y el colesterol LDL, y disminuye la resistencia a la insulina, en comparación con personas que hacen de la cena la comida más

---

35 Kutsuma, Nakajima & Suwa (octubre de 2014).

importante del día, y es peor aún si lo hacen además tarde en la noche (entre 6:00 y 9:00 p. m.). El modelo de ayuno con restricción en el tiempo se puede adaptar con facilidad a estos principios, permitiéndonos tener un desayuno apropiado y comer temprano en la tarde. Sin embargo, el modelo de ayuno de días alternos tiene unas consideraciones que se deben tener presentes. En el día de ayuno alterno se permite comer una comida de quinientas calorías, pero para que exista un ayuno adecuado con respecto al día anterior, esta comida no debe ser muy temprano en la mañana, ya que rompería de forma prematura el ayuno que se empezó desde el día anterior. De igual manera, esta comida tampoco debe ser muy tarde, para evitar los efectos nocivos de comer a estas horas y, a su vez, permitir otro periodo de ayuno entre el fin de esa comida y el desayuno del siguiente día. Así, lograremos optimizar nuestro ayuno y alimentación, sincronizándolos con nuestra cronobiología.

Dos estudios diferentes en ayuno de días alternos prescribieron ayuno desde las 10:00 p. m. hasta las 6:00 p. m. del siguiente día, lo que implicó romper el ayuno con una comida tarde en la noche. El primer estudio, realizado por el doctor Halber y su equipo[36], reportó una mejora parcial en la resistencia a la insulina. Por su parte, el segundo estudio, efectuado por el doctor Soeter[37], encontró que no había mejoras en los niveles de glucosa y de insulina y, peor aún, que comer esta comida entre las 5:00 y 9:00 p. m. afectaba la tolerancia a la glucosa,

---

36 Jamshed *et al.* (30 de mayo de 2019) y Sutton *et al.* (5 de junio de 2018).

37 Meessen *et al.* (11 de enero de 2022).

induciendo a prediabetes y aumentando el riesgo cardiovascular. Saltarnos el desayuno afecta de manera aguda la expresión de los genes del reloj biológico, que son responsables de expresar los procesos que regulan nuestra cronobiología; además, aumenta los picos de elevación de glucosa después de las comidas y de la insulina en personas previamente saludables.

En el pasado, recomendábamos romper el ayuno con el almuerzo para tener una ventana de alimentación de ocho horas y luego comenzar el ayuno de nuevo, después de la cena, hasta el almuerzo del día siguiente. Aunque esta técnica puede proporcionar resultados iniciales de pérdida de peso, produce cronodisrupción, aumenta el riesgo cardiovascular y, además, no se alinea con el funcionamiento normal de nuestro páncreas, limitando así la capacidad de obtener todos los beneficios del ayuno intermitente. Con toda la evidencia reciente, hemos podido comprender mejor este impacto a largo plazo, donde se subraya la importancia de NO saltarse el desayuno.

Los tres componentes de un ayuno exitoso

Un ayuno exitoso consta de tres componentes: un déficit calórico, elección adecuada de los alimentos que consumirás y, por último, la definición de nuestra ventana de ayuno, o número de horas en que ayunaremos.

Te debes estar preguntando por qué menciono el déficit calórico aquí, si en el capítulo previo te conté que lo que importa es mirar el reloj y no las calorías, a no ser que hagas un ayuno de días alternos. La evidencia de modelos animales sugiere que el ayuno intermitente genera beneficios múltiples en la salud, independiente de su efecto en la pérdida de peso. En estudios en hombres con peso normal, el ayuno intermitente mejoró su resistencia a la insulina; sin embargo, cuando estos sufren obesidad, estos beneficios son menores, si no se asocian a pérdida de peso concomitante. Esto quiere decir que, si un individuo con peso normal decide realizar ayuno con restricción de la ventana del tiempo, y en esta ventana ingiere las calorías que comería en un día normal, sin ayuno, para mantener su peso, logrará tener todos los beneficios para la salud mencionados, incluidos una mejor sensibilidad a la insulina, neuroprotección, reducción del riesgo cardiovascular y del riesgo de cáncer, y aumento de la esperanza de vida. No obstante, si este individuo tiene obesidad, perder peso es clave para alcanzar los mismos beneficios. Ahora bien, si la meta es perder peso, la realidad es que el ayuno intermitente, de manera no intencional, ¡te produce un déficit calórico! Esto es posible por el hecho de que comerás menos en seis a ocho horas de lo que comerías en un día completo, con toda la libertad para ingerir alimentos en cualquier momento (a menos que te propongas, intencionalmente, comer más de lo usual en esta ventana de tiempo).

Diversos estudios nos han demostrado que el solo hecho de ayunar con restricción en el tiempo llevará a un déficit intrínseco de trescientas cincuenta a quinientas calorías por día, cuando el ayuno va de doce a dieciséis horas, respectivamente. Es por esto que cuando aplicas el ayuno con restricción de ventana en el tiempo no te debes preocupar por contar calorías; lo que importa aquí es ser muy juiciosos con los horarios de las comidas y, como lo veremos más adelante, elegir los alimentos correctos.

Ya tenemos claro que romperemos el ayuno en la mañana con el desayuno, que el ayuno con restricción en el tiempo nos da un déficit calórico intrínseco y que debemos comer de manera balanceada. Ahora nos resta definir **por cuántas horas debemos ayunar.** Diversos modelos han evaluado el impacto de ayunar cuatro, seis, ocho o doce horas cada día.

El estudio publicado por la doctora Cienfuegos[38] evaluó cómo se comportaban diferentes parámetros en personas que comieron solo por cuatro horas vs. quienes comieron por seis. Durante este periodo, los participantes podían comer libremente. Se encontró que ambos regímenes reducen el consumo calórico en quinientas cincuenta calorías por día, en promedio, y ambos produjeron reducción en la resistencia a la insulina y en el estrés oxidativo. A su vez, en ambos se perdieron peso, grasa visceral y abdominal de manera similar. Sin embargo, aunque la adherencia a estos periodos de ayuno fue muy buena en los dos grupos, durante las ocho semanas que duró el estudio, nos surge la inquietud de lo que pasaría después de este periodo. Lo que hasta ahora nos han ofrecido algunos estudios —y el sentido común— es que una ventana de solo cuatro horas para comer es menos sostenible en el tiempo que una de seis o de ocho horas. Así que, basados en la evidencia clínica, una ventana de alimentación de ocho horas es adecuada para lograr los beneficios metabólicos que nos da el ayuno intermitente.

---

38 Cienfuegos *et al.* (1 de septiembre de 2020).

¡Llegó la hora de ayunar!

El metabolismo y los procesos fisiológicos intestinales muestran la presencia de una ritmicidad circadiana a lo largo del día, donde la tolerancia a los carbohidratos que comemos es menor por la noche, en comparación con la misma comida consumida por la mañana. Los tejidos periféricos de nuestro cuerpo están fuertemente sincronizados por los ciclos de ayuno/alimentación, y comer fuera de fase con el reloj biológico induce a un desajuste circadiano y afecta el control de la glucosa. Y aquí traigo el ejemplo que tanto has escuchado: "una manzana tiene las mismas calorías si la comes a las once de la mañana que si la comes a las once de la noche". Es cierto, las calorías en la manzana no cambiarán, pero sí es muy diferente la manera como las tolera tu cuerpo, dada su cronobiología.

La discusión sobre en qué momento es mejor ayunar se ha ampliado, y datos recientes, como te compartí, nos han mostrado que romper el ayuno temprano en la mañana y dejar de comer temprano en el día logra una mejor alineación con el ritmo circadiano de tu cuerpo.

A continuación, te voy a presentar dos esquemas para ayunar según el tipo de ayuno que más se ajuste a tu ritmo de vida, el que seleccionaste en el capítulo anterior. El ayuno que elijas no es una camisa de fuerza y podrías hacer transición al otro modelo si tu estilo de vida cambia; sin embargo, la idea es que una vez te adaptes a uno de estos, te mantengas en este para convertirlo en un estilo de vida.

Antes que nada, la implementación de nuestro programa será gradual. Uno de los programas más populares —y el que te enseñaré hoy— propone su implementación gradual en un periodo de cuatro meses.

Ayuno con restricción de la ventana en el tiempo: el sol como guía

Este programa es el más popular, y es el que personalmente he utilizado. Sus principios buscan adaptar los periodos de ingesta de alimentos a ocho horas al día, donde no vamos a contar calorías, y la primera comida del día será el desayuno.

Este modelo nos permite sincronizar nuestro cuerpo con nuestro ritmo circadiano. La salida del sol será el mejor indicador de que es hora de comer, y el ocaso, la señal de que mi ayuno ya debió haber empezado.

La introducción a este modelo de ayuno irá reduciendo de manera gradual las horas en que podremos comer, y se realizará en un mayor número de días por semana cada vez.

Durante el **primer mes,** tu objetivo será poder alimentarte por diez horas cada día, al menos cinco días por semana. Una vez despiertes en la mañana vas a determinar tu hora de desayuno. Una ventana de alimentación racional es desayunar a las 8:00 a. m. y cenar antes de las 6:00 p. m. En este caso, el sol es nuestro mejor marcador de que estamos sincronizados con nuestro ritmo circadiano. Si tu ritmo de vida demanda estar trabajando o estudiando desde muy temprano en la mañana, es posible que desayunes a las 5:00 o 6:00 a. m., siempre y cuando tu última comida no sea más tarde de las 3:00 p. m. o 4:00 p. m., respectivamente. Como bien te lo dije, el reloj será tu guía. Algunas aplicaciones de celular te permiten establecer recordatorios para evitar perder la cuenta del pasar de las horas.

Este primer mes, tu objetivo será cumplir esta ventana de alimentación por cinco días de la semana. Si descansas el fin de semana, tendrás flexibilidad para comer durante estos días. Sin embargo, es importante que mantengas balance en tus alimentos y evites el azúcar añadida y los alimentos ultraprocesados.

En el **segundo mes**, tu objetivo será alimentarte en una ventana de ocho horas al día durante al menos cinco días de la semana. Recuerda que el desayuno es la comida más importante del día, y en este caso te recomiendo que sigas consumiéndolo a la misma hora que venías haciéndolo, pero en este caso, tu última comida será dos horas más temprano. Así que, si desayunaste a las 8:00 a. m., tu última comida debe ser antes de las 4:00 p. m., para ayunar luego de este periodo. Durante este mes sigues con la flexibilidad de tener dos días a la semana donde no tienes que aplicar esta ventana de alimentación y puedes comer en horario libre tus alimentos.

Durante el **tercer mes** de tu ayuno, continuaremos con una ventana de ocho horas durante cinco días, pero ahora, durante los dos días restantes, tu ventana será de diez horas. Estos dos días no deben ser necesariamente consecutivos y permiten darles un poco más de flexibilidad a tus necesidades.

Por último, llega el **cuarto mes**, donde tu trasformación termina de ocurrir. Aquí realizarás tu ventana de alimentación por ocho horas cada día, y en este caso, será por los siete días de la semana, para convertirlo así en tu nuevo estilo de vida.

Este modelo te da dinamismo, y su introducción gradual permite adherencia mientras tienes flexibilidad. Ahora bien, no existen modelos rígidos, y si un día en particular debes aumentar tu ventana de ocho a diez horas, puedes hacerlo. De igual forma, si un día quieres ir un poco más allá y ajustar tu ventana de alimentación a seis horas, también lo puedes hacer. Ten presente que no debes afanarte por buscar un ayuno diario y completo todos los días, antes de los cuatro meses; esta introducción gradual es necesaria para que tu cuerpo se adapte poco a poco, de una manera tan natural que ni sentirás que estás realizando ayuno intermitente.

Ayuno de días alternos

Este modelo es muy recomendado para aquellas personas que quieren tener una mayor reducción de peso, mientras conservan todos los beneficios en la salud que nos da el ayuno intermitente. Como ya observamos en los estudios, este modelo tiene la limitación de ser menos sostenible en el tiempo para algunas personas; además, requiere ser muy precisos en el conteo de calorías, para no excederse de las quinientas que se ingieren en los días de ayuno. Otra de las limitaciones que tiene este modelo de ayuno es que, en los días alternos de ayuno, por lo general se ingieren estas calorías a mitad o final del día, así que se omite el desayuno. Hasta la fecha, los estudios a corto plazo nos dicen que este modelo de ayuno es excelente para perder peso; sin embargo, es importante que rompas el ayuno cerca del mediodía, evitando a toda costa hacerlo tarde en el día o en la noche.

Para instaurar este modelo de ayuno de forma completa, también dedicaremos cuatro meses.

Durante el primer mes, el objetivo será elegir dos días no consecutivos de la semana, donde ingerirás un máximo de mil calorías. Estas pueden consumirse en una o dos comidas, que deben ser balanceadas en proteína, grasas y carbohidratos complejos. Los otros cinco días de la semana comerás como lo harías normalmente.

Durante el mes dos debes reducir la ingesta calórica a setecientas cincuenta calorías por dos días no consecutivos a la semana. En este punto, puedes limitarlas a una sola comida que no sobrepase estas calorías. Los cinco días restantes, tu dieta debe ser balanceada, sin omitir el desayuno y cenando antes de que el sol se oculte. En los dos días que elijas para ayunar, deben pasar dieciséis horas desde la última comida del día anterior para romper el ayuno; por ejemplo, si comiste a las 6:00 p. m. el día anterior, deberás volver a comer después de las 10 de la mañana en tu día de ayuno.

Durante el tercer mes realizarás la misma rutina que venías haciendo en el mes anterior, pero aquí ya pasarás a limitar tu ingesta a quinientas calorías durante los dos días no consecutivos de la semana. Recuerda conservar al menos dieciséis horas desde la comida anterior para romper el ayuno.

Llega el cuarto mes y, por fin, el momento que estabas esperando. Aquí tu objetivo será comer quinientas calorías en días alternos. Alternas un día comiendo a tu horario usual con un día de ayuno, en el que consumirás no más de quinientas calorías. Con esta regla de ayuno de días alternos, estarás ayunando de tres a cuatro días por semana.

No existe un modelo rígido de ayuno intermitente que establezca pasos estrictos. También el conteo de calorías puede ser flexible, entre quinientas y seiscientas calorías. Lo más importante, sea cual sea el modelo que elijas, es que este se adapte a ti y puedas incorporarlo como estilo de vida.

Hidratación durante las horas de ayuno

Si decidiste realizar un plan de ayuno con restricción en la ventana de tiempo, el sol ha caído y tu reloj ha marcado la hora de ayunar, o si estás haciendo ayuno de día alterno y estás en tu día de ayuno, oficialmente ha empezado tu periodo de consumo de cero calorías. Por regla general, durante los momentos de ayuno es importante evitar las bebidas que contengan calorías, pero es crucial mantenerse hidratado. Beber agua no es la única opción durante el periodo de ayuno; también puedes disfrutar de bebidas saludables como café, té y agua con goticas de limón.

Algunos estudios nos han mostrado que cantidades mayores a 5 g de carbohidratos romperán el ayuno. Sin embargo, y como regla general, es mejor evitar a toda costa calorías de cualquier tipo; por esto no debemos consumir bebidas azucaradas como jugos, agua de coco, o incluso refrescos sin azúcar durante la ventana de ayuno. Lo mismo aplica para la leche de vaca, de almendras o de avena y las bebidas alcohólicas, pues todas estas romperán tu ayuno.

Las gaseosas, los jugos dietéticos o *light*, o incluso el agua saborizada, contienen endulzantes y edulcorantes artificiales, como sucralosa, aspartame, sacarina y acesulfamo de potasio, que han reemplazado ampliamente otras formas de azúcares, pero han mostrado un efecto paradójico y negativo en la glucosa en sangre. La ingestión de estos edulcorantes artificiales provoca la liberación de insulina mediante la estimulación de los receptores del sabor dulce en nuestra lengua, y estos picos de insulina contrarrestan por completo los beneficios del ayuno. Endulzantes del tipo alcohol azucarado, como sorbitol, eritritol, xylitol y manitol, han demostrado aumentar también picos de insulina y de glucosa luego de su ingesta, en especial en personas con obesidad; además, dada su naturaleza, su uso se asocia con distensión abdominal y producción de gases. Finalmente, endulzantes naturales como la estevia, el Monk Fruit y azúcares raros (D-Alulosa, D-Tagatosa, D-Sorbosa, D-Alosa) podrían estimular poco o nada estos picos de insulina, aunque diversos estudios han documentado mayores deseos de comer y mayor ingesta de alimentos posteriores a su consumo, así que te recomiendo limitar su uso, y solo si es necesario, usar estevia durante los momentos de ingesta, y ninguno de estos durante el ayuno.

Si hay una bebida que siempre debes consumir es el agua, ojalá lo más natural posible, porque suficiente tenemos con productos ultraprocesados por todo lado, donde el agua no es la excepción; algunas aguas embotelladas son procesadas, al punto que se eliminan sus minerales. Si consumes agua embotellada desmineralizada o destilada, corres el riesgo de desarrollar una deficiencia mineral, sobre todo en magnesio. Evita tomar agua destilada o que pase por procesos de ósmosis inversa. El agua mineral puede conseguirse embotellada, o de manera más sencilla, en la llave de nuestra casa —si resides en un área donde el agua sea potable y segura para su consumo—, pues esta no se somete a procesamientos para eliminar sus minerales; contiene minerales naturales como magnesio y calcio, así que, en cuanto a los beneficios para la salud a corto y largo plazo, es superior al agua embotellada tradicional. Si quieres dar sabor a tu agua, puedes agregarle unas gotas de limón o lima, que no romperán tu ayuno.

El té es otra bebida que puedes consumir durante tus periodos de ayuno. Además, puede mejorar la efectividad del ayuno intermitente al promover la salud intestinal. Es una bebida totalmente natural, sin calorías, y con menos cafeína que el café. Es crucial beberlo simple y natural, del que se prepara con bolsitas, hojas o escamas de té. Evita añadir cualquier tipo de endulzante, azúcar, crema, miel o edulcorantes artificiales, ya que pueden interrumpir tu periodo de ayuno. De igual manera, el té que viene embotellado por lo general contiene una cantidad considerable de azúcar o de endulzantes artificiales, por lo que lo debes evitar.

Si necesitas aumentar tu energía durante el ayuno, puedes optar por tomar café negro. Si me pidieras nombrarte algunos superalimentos, el café estaría en esta lista. Diversos estudios nos han mostrado que el café, cuando se toman de tres a cinco tazas por día, reduce el riesgo de desarrollar diabetes tipo 2 y enfermedades cardiovasculares. Estos beneficios se notan cuando el café es preparado de manera tradicional, instantáneo o incluso descafeinado. Cuando tomas café sin descafeinar, adicionalmente reduces el riesgo de obesidad, ya que consumir 100 mg de cafeína por día incrementa el gasto energético de tu cuerpo en cerca de cien calorías por día. Para que tengas una referencia, una taza de café aporta entre

70 y 150 miligramos de cafeína. El café no aporta calorías, pero debes asegurarte de no agregarle azúcar, crema, leche, endulzantes o miel, ya que estos sí romperán el ayuno. Si deseas darle sabor a la bebida, prueba añadiendo especias sin calorías, como canela o cardamomo. Guarda los otros acompañantes para que los disfrutes con tu café en los momentos de alimentación.

El caldo de hueso es una bebida nutritiva que calma el estómago y ayuda a mitigar la ansiedad de comer, pero también es una fuente de proteínas y grasa. Aunque estas no aumentan la insulina tanto como los carbohidratos, sí pueden interrumpir el ayuno. Un gran beneficio que tiene el caldo de hueso es ayudar a reponer los niveles de electrolitos y otros nutrientes vitales del cuerpo, así que su uso está reservado para personas con tendencia a bajones de presión durante los periodos de ayuno o que desarrollen ansiedad; en el resto de los casos, se debe evitar consumirlo.

Síntomas no deseados

Este tema es de vital importancia para que entiendas el ayuno. Aunque es un estilo de vida seguro, que los seres humanos han practicado por miles de años, la sincronización con tu cronobiología y dejar atrás alimentos nocivos generan algunos síntomas que una proporción pequeña de personas pueden experimentar.

A continuación, te describiré los síntomas más comunes que algunas personas pueden desarrollar en los primeros días de ayuno. Cada organismo es distinto y no todos los presentarán. Adicionalmente, es importante que sepas que lo más probable es que, con el pasar de los días, estos síntomas se vayan.

La ansiedad de comer

En los momentos de ayuno, este es quizá uno de los mayores temores de muchos. Este deseo ansioso de comida no es falta de fuerza de voluntad; la raíz del problema son las subidas y bajadas de azúcar en la sangre, cuando ya has acostumbrado a tu cerebro a recibir azúcar de manera constante durante el día y, de repente, un día este empieza a notar que ya no puede salirse con la suya. Aumentar la ingesta de proteína y comer carbohidratos complejos ayudará a amortiguar este efecto. También, y más importante aún, introducir de forma gradual el ayuno, como te expliqué antes, minimizará sus efectos y le permitirá a tu cuerpo adaptarse poco a poco a este cambio.

Mal aliento o mal sabor en la boca

Algunas personas, durante sus primeros días de ayuno intermitente, manifiestan sabor a boca "metálica" o tener un aliento como a frutas o a esmalte de uñas. Este es un signo de que estás haciendo las cosas bien y tu cuerpo ha entrado al estado de cetosis. Los cuerpos cetónicos B-Hydroxibutirato, acetoacetato y acetona se liberan por la orina y el aliento. Este efecto pasará con los días. Aumentar la ingesta de agua y cepillarte más los dientes te ayudará a superar los síntomas.

Frialdad

Algunas personas presentan este síntoma durante el estado de cetosis. La frialdad se da temporalmente, mientras el cuerpo se adapta de utilizar azúcar a utilizar grasa como fuente de combustible, lo que hace que te sientas más frío de lo usual. Cuando esta adaptación ocurra, tu cuerpo será más eficiente para calentarse.

Mareos, inestabilidad o desmayos

Por lo general, estos son un signo de deshidratación. Aumentar la ingesta de agua durante los periodos de ayuno es clave. En algunos casos, el caldo de hueso es una buena alternativa, ya que posee sodio, que ayuda a regular los niveles de presión arterial. Se debe tener en cuenta que, si se tomaban medicamentos para la presión, los mareos pueden ser un signo de que el ayuno está cumpliendo su función, reduciendo tu presión arterial, y en este caso es importante tener un chequeo médico para quitar alguno de estos medicamentos o reducir su dosis.

Fatiga

Algunas personas experimentan esto como parte del periodo de adaptación a utilizar grasa como fuente de energía. Luego de una semana, la fatiga tiende a mejorar y, por el contrario, se dan una mejoría y un aumento de los niveles de energía y concentración.

Dolor de cabeza

Pueden ocurrir por déficit de sal en tu dieta. Más que tomar medicamentos, tomar caldo de hueso te hidratará y te ayudará a sentirte mejor.

Acidez estomacal

Las personas con antecedentes de gastritis, antes de empezar a ayunar, pueden tener secreción de ácido gástrico durante el ayuno, lo que puede irritar la mucosa gástrica. Para reducir esta acidez se recomienda usar antiácidos durante las comidas. Si los síntomas persisten, es recomendable discutir con un médico los tratamientos para esta gastritis de base; esto puede incluir, por ejemplo, tratar una infección previa por *Helicobacter pylori*, o la utilización de antiácidos como el omeprazol.

Náuseas

Puede significar que estás presentando irritación gástrica o tengas deshidratación. Aumenta la ingesta de líquidos no azucarados durante los periodos de ayuno.

Sed

Cuando ayunas, tu cuerpo degrada el glucógeno acumulado en tu músculo y en tu hígado. Este viene asociado a moléculas de agua, así que cuando quemas tu glucógeno, también consumes esta agua, y estas reservas se agotan. Además, la pérdida de electrolitos, o no comer suficiente sodio, puede llevar a pérdida de más agua en orina, lo que hace que la boca se seque y, por último, hambre. Aumentar la hidratación compensará este fenómeno y evitará que te deshidrates.

Estreñimiento

El reflejo gastrocólico hace que el estómago envíe una señal a los intestinos, diciendo que cuando lleguen alimentos al estómago, es necesario activarlos para eliminar más desechos. Dados al ayuno y un reposo intestinal relativo, hay menor estímulo de este reflejo, por lo que se produce el estreñimiento. No tomar suficiente agua durante los periodos de ayuno lleva además a deshidratación y a heces más compactas. Aumentar la ingesta de fibra en vegetales y granos es clave para inducir a la saciedad. También estar activos y moverse más le ayudará al tránsito intestinal.

Diarrea

Paradójicamente, este síntoma puede afectar a algunas personas. Si se presenta, debes aumentar la ingesta de fibra de vegetales en la alimentación. Suplementos como el psyllium te ayudarán a absorber este exceso de líquido que el intestino excreta.

Fluctuaciones emocionales

A este tema ya le dedicamos todo un capítulo, dada su importancia. Tu cerebro y sus receptores pueden no estar felices al dejar de suministrarles azúcar de manera continua. Vienes de cambiar una adicción a comida muy calórica, y en respuesta a esto, tu cerebro pedirá recuperarla jugando con tus emociones. La buena noticia es que en unas semanas tu cerebro se adaptará a este nuevo cambio metabólico y te lo agradecerá. Realizar actividades al aire libre y compartir con otras personas te ayudarán a sentirte mejor.

En general la frecuencia de estos síntomas es variable entre las personas. La doctora Martens[39] y su equipo realizaron un análisis unificado de todos los estudios en humanos disponibles hasta la fecha, y no se encontró ningún tipo de reacción adversa seria con el ayuno. Los efectos adversos más comunes fueron dolores de cabeza (8%), fatiga (4,9%), frialdad (4,8%), estreñimiento (6,4%), mareos (3%) y aliento afrutado (8%), siendo estos muy similares a los síntomas que presentan sujetos que siguen dietas tradicionales.

Recuerda que la gran mayoría de personas no presentan estos síntomas, y si estos han de ocurrir, tienden a desaparecer con el tiempo. Si persisten, debes siempre consultar a tu médico.

---

39 Martens *et al.* (abril de 2020).

En resumen:

- Elegir entre ayuno con restricción en el tiempo o ayuno de días alternos depende de tus estilos de vida y capacidad de contar calorías.
- Cualquiera de estos métodos debe introducirse de manera gradual, en un periodo de al menos cuatro meses.
- No te saltes el desayuno. Si antes te enseñamos a ayunar así, las cosas cambian, la ciencia cambia, y la evidencia científica no nos recomienda hacerlo.
- Permite que la salida del sol y la llegada del ocaso sean tus guías para el ayuno con restricción de ventana en el tiempo.
- Mantente hidratado, el consumo de agua mineral es clave.
- Los síntomas indeseados del ayuno incluyen dolor de cabeza, fatiga, sed, mareos, náuseas, entre otros. Estos suelen ser pasajeros y mejorar luego de unos días.

CAPÍTULO 10

ROMPE EL AYUNO DE MANERA INTELIGENTE

Son las 5:50 de la mañana y el sol sale en un cálido y agradable verano en Los Altos, California. Desde mi casa, en una pequeña colina, alcanzo a divisar lo que será un día muy agradable en Silicon Valley. Esta es la capital mundial de la innovación tecnológica, donde se encuentran los cuarteles generales de Facebook, Instagram, Google, YouTube, Adobe, PayPal y Zoom, entre muchas otras compañías. Sí que me siento inspirado viviendo en este lugar, pues innovar y aprender cada día cosas nuevas es algo que no dejo de hacer aquí.

Llega la hora de mi desayuno; sin embargo, como lo he hecho por muchos años de mi vida, hoy no innovaré con lo que comeré, y disfrutaré mi tradicional desayuno de todos los días, por el simple hecho de que ya descubrí algo tan sencillo y eficiente para mí que lo he vuelto una rutina de vida. El sol está allí, dándome la señal de que mi ayuno termina. Mi desayuno se revela; los huevos se cocinan con suave destreza, mientras que el café sin azúcar exhala su fragancia sin prisa. Más que apurarme, me sentaré a no hacer más que comer, disfrutando cada bocado y cada minuto de este momento, y me alimentaré de manera consciente. ¡Llegó la hora de romper mi ayuno de manera inteligente!

Aún me sorprende ver que muchas personas empiezan sus mañanas con un desayuno a base de jugo de naranja recién exprimido, junto con una tajada de pan y mermelada o cereal con leche; si todavía crees que esta es la manera de romper tu ayuno, quiero decirte que has llegado al capítulo correcto. ¿Pero no se supone que en el ayuno intermitente no importa lo que coma?, te preguntarás. El ayuno tiene efectos maravillosos que ya hemos discutido, pero ingerir alimentos que son nocivos para tu metabolismo puede contrarrestar algunos de los que obtuviste con tu dedicación a ayunar. Por el contrario, una elección adecuada de lo que ingieres multiplicará el beneficio que te da el ayuno y que ninguna otra dieta te dará.

Después del desayuno, pueden surgir dudas sobre qué y cómo comer antes de volver a ayunar. El doctor Klempel[40] y su equipo se propusieron ayudarnos a aclarar estas dudas y, para ello, compararon cómo se comportaba una dieta alta en grasas (45% de grasas, 40% de carbohidratos) y una baja en grasas (25% de grasas, 60% de carbohidratos) en personas que realizaban ayuno intermitente. El estudio encontró que, después de ocho semanas, ambos grupos presentaron una pérdida de peso y grasa corporal similar, así como una mejora en su perfil lipídico. Esto indicó que la reducción extrema de la grasa ingerida no era necesaria durante un programa de ayuno intermitente.

Posteriormente, un análisis sistemático evaluó quince estudios que trataban de identificar la dieta ideal para el ayuno intermitente, y se encontró un resultado similar en la pérdida de peso mediada por la restricción de las ventanas de ingesta alimentaria. A pesar de las variables en los programas de ali-

---

[40] Klempel, Kroeger & Varady (1 de enero de 2013), Trepanowski *et al.* (1 de julio de 2017) y Kroeger *et al.* (diciembre de 2012).

mentación, la mayoría de los estudios recomendaban seguir una "dieta saludable". Pero, entonces, ¿qué es una dieta saludable?

La forma en que comemos se ha enfocado de maneras diferentes a través del tiempo. El conocimiento que nos han dado el ayuno intermitente y los estudios en nutrición en las últimas décadas nos ha permitido pasar de contar calorías a simplemente restringir el número de horas que comemos. Sin embargo, sin importar que tu ventana de alimentación sea de seis, ocho, diez o doce horas al día, tendrás grandes beneficios adicionales si sabes qué comer y cómo elegir los alimentos que pondrás en tu boca. En este capítulo te enseñaré que **lo que en realidad importa es la calidad de lo que comes y del momento en que te alimentas.**

No elimines por completo los carbohidratos, elígelos de manera inteligente

Por décadas escuchamos la teoría de que tres mil quinientas calorías equivalían energéticamente a una libra de peso y, por tanto, se decía que, si reducías quinientas calorías por día en tu dieta, durante siete días, esto llevaría a un déficit de tres mil quinientas calorías, es decir, a perder una libra de peso en cada semana. Sin embargo, como lo hemos visto en los capítulos previos, esta idea, aunque muy práctica para explicar el balance energético de nuestro peso, es simplista e ignora por completo los mecanismos de autorregulación del cuerpo, que en últimas hacen que tu gasto energético baje y tu apetito aumente, llevándote a recuperar peso.

Ahora bien, dietas populares como la de Atkins, enfocada en reducir los carbohidratos que se ingieren y compensarlos con grasas, prometían permanecer delgados por años, mientras que contar las calorías no era importante.

Esta dieta comparte las mismas bases de la dieta cetogénica, y ambas nos enseñaron que los carbohidratos con alto índice glucémico son el principal enemigo. Los carbohidratos son los principales estimulantes de picos de insulina, lo que puede llevar a la conversión de energía en grasa que se acumula en nuestro cuerpo. Es un hecho que, al reducir los carbohidratos, disminuye la estimulación de picos altos de insulina que pueden causar ganancia de peso y acumulación de grasa. Sin embargo, hoy también sabemos que **eliminar por completo los carbohidratos no es la solución**, ya que esto lleva a una reducción marcada del gasto energético durante el día, e incluso durante las horas de sueño.

¿Esto quiere decir que sí podemos comer carbohidratos junto con las grasas y proteínas? La respuesta a esto es un rotundo **sí**, donde lo que debe primar es la calidad de estos alimentos. No debemos reducir marcadamente los carbohidratos, sino eliminar aquellos que tienen alto índice glicémico y que estimulan picos elevados de insulina; además, debemos incluir en nuestra alimentación carbohidratos más complejos, que mantengan nuestro metabolismo activo.

Los carbohidratos que podemos incluir en nuestra dieta son aquellos que tienen índice glicémico bajo o medio. El índice glicémico (IG) refleja qué proporción de un carbohidrato es azúcar y con qué tanta facilidad puede nuestro cuerpo absorberlo. El índice glicémico suele medirse de 0 a 100; el pescado,

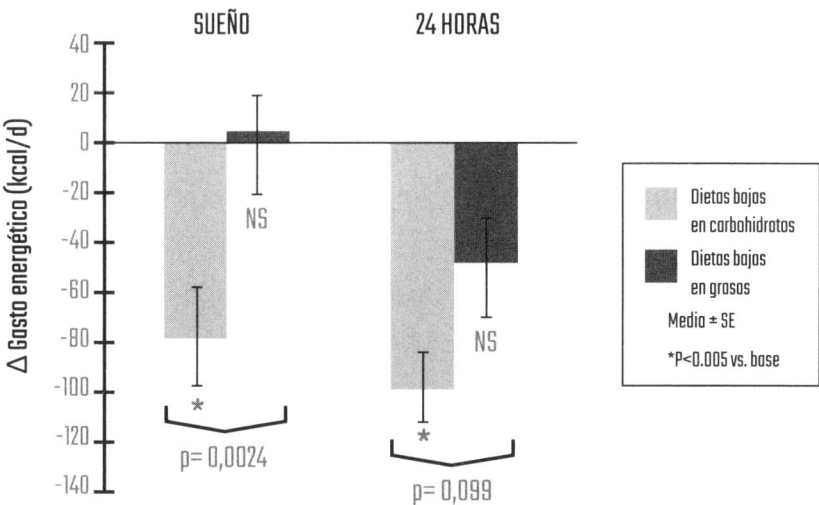

Esta gráfica explica cómo en el estudio las personas con dietas bajas en carbohidratos tienen mayor reducción de su tasa metabólica al dormir y durante todo el día, en comparación con las dietas bajas en grasas, que, aunque restringen calorías, tuvieron una menor reducción del metabolismo.

© Hall, K. D. et al. Cell Metabolism, 22: 427-436, 2015.

las carnes rojas o el aceite tienen un índice cercano al 0, y la azúcar pura, uno de 100.

Esta es una lista de carbohidratos de acuerdo con su IG. Los de bajo IG deben estar incluidos en nuestra dieta, los de IG medio pueden incluirse ocasionalmente, y los de IG alto se deben evitar:

IG bajo (1-55): aquí tenemos las leguminosas, como fríjoles, garbanzos, lentejas y soya; el humus natural; algunas frutas, como manzana, naranja, melocotón y fresas. El pan multigrano y el pan de almendras también están en esta categoría. Es importante mencionar que, aunque los lácteos y sus derivados son altos en proteína, estos también tienen carbohidratos; en esta categoría podemos incluir la leche descremada, el yogur, la leche de almendras y la leche de soya.

IG medio (56-69): aquí se incluyen la mayoría de las frutas, como piña, sandía, mango, banano y uvas; vegetales como batata, plátano o yuca; maíz pira, avena, tortillas de maíz, arroz integral, quinua, cuscús, maíz y pasta integral son también buenas alternativas.

IG alto (>70): aquí incluimos el pan de trigo blanco, papas blancas o criollas, o en puré, leche de arroz, cereales procesados, arroz blanco, pasta blanca, gaseosas o bebidas azucaradas, helados o alimentos ultraprocesados en general.

Estos son solo algunos ejemplos. Si tienes dudas sobre algún alimento en particular que no esté en esta lista, puedes buscar su índice glicémico en internet y, como regla general, será una buena elección si es de IG bajo. Por último, el método de preparación influye en hacer mejor o peor el IG. No es lo mismo una yuca cocida con toda su fibra que una que se procesó en forma de puré, a la que se le eliminó la fibra. La primera opción, con menor número de procesos y que conserva su fibra, es la que siempre debes elegir.

El almuerzo y la cena, aunque tengan carbohidratos, también deben estar acompañados de proteína. Recuerda que no queremos eliminar por completo los carbohidratos, y que los beneficios encontrados en el aumento del gasto energético con la dieta cetogénica es transitorio y luego se igualan a los de una dieta tradicional. Algunas personas caen en el error de comer de manera cetogénica durante toda su ventana de alimentación, pero hacerlo de forma exclusiva, durante todas nuestras comidas, no nos dará un beneficio adicional luego de desayunar sin carbohidratos. Recuerda que la eliminación extrema de carbohidratos podría reducir tu metabolismo.

Incluye siempre proteína

Las proteínas son componentes fundamentales de cada célula del cuerpo humano, donde desempeñan un papel significativo en la síntesis de hormonas, el crecimiento y la construcción de músculos y tejidos, la salud ósea y la formación de ADN. Son cruciales para el mecanismo anabólico, la recuperación, el mantenimiento o la pérdida de peso y la reducción del riesgo cardiovascular. Además de sus funciones fisiológicas intrínsecas, las proteínas también desempeñan roles psicológicos en el cuerpo humano, ya que son ricas en aminoácidos fundamentales para producir neurotransmisores clave para reducir o prevenir el estado de ánimo severamente deprimido. Los alimentos altos en proteína generan, además, saciedad, y evitan que tengas deseos intensos de comer azúcares, lo que puede ayudar a mantener un balance calórico saludable.

Las proteínas deben estar incluidas en todas nuestras comidas; sin embargo, juegan un rol protagónico en el desayuno, y aunque ya hablamos de la importancia de los carbohidratos, estos últimos no son fundamentales en el desayuno, en la mayoría de los casos; la proteína es el macronutriente que debe primar al inicio del día.

Cuando desayunamos con dietas altas en proteína y eliminamos los carbohidratos con alto IG, nuestro gasto energético aumenta. La reducción de carbohidratos por debajo del 5% en este momento del día induce a la formación de más cuerpos cetónicos, que se suma al efecto de ayuno que se efectuó desde el día anterior. Durante este estado, nuestro cuerpo debe formar glucosa desde proteínas y grasas, lo que no solo evita que se estimule la insulina, sino que lleva a nuestro cuerpo a un mayor trabajo termodinámico para lograr convertir en energía las proteínas y grasas ingeridas; este efecto lleva a un aumento del gasto energético y una activación de nuestro metabolismo desde el inicio del día. Ya sabemos que saltarnos el desayuno tiene impactos cardiovasculares negativos en la salud, pero, además, en comparación con un desayuno ligero, un desayuno alto en calorías, producto de proteínas y grasas saludables, reduce la sensación de apetito y permite que estimules picos más pequeños de insulina en las demás comidas del día, que aumenten la saciedad y la plenitud, y evita que te sobrealimentes el resto del día.

Dados todos estos argumentos, es importante asegurarse de obtener suficiente proteína en nuestra dieta diaria. La cantidad recomendada de proteína varía según la edad, el género y el nivel de actividad física de cada individuo, pero en general se recomienda consumir alrededor de 0,8 a un gramo de proteína al día por kilogramo de peso corporal. En el caso de mujeres y hombres que realicen actividad física y busquen la ganancia de masa muscular, su consumo se debe elevar, respectivamente, de 1,6 a 2,0 gramos de proteína por kilogramos de peso corporal al día.

Ahora bien, al elegir las fuentes de proteína existen opciones tanto animales como vegetales. Las proteínas animales son más completas, ya que contienen todos los aminoácidos esenciales que nuestro cuerpo necesita. Algunas de las mejores proteínas animales incluyen la carne de res, el pollo, el pescado, los huevos y los productos lácteos.

Sin embargo, también es posible obtener proteína de fuentes vegetales. Aunque las proteínas vegetales no son tan completas como las animales, es posible combinar varias fuentes de proteína vegetal para obtener todos los aminoácidos esenciales. Algunas de las mejores proteínas vegetales incluyen la soya, los fríjoles, las lentejas, la quinua, el tofu y los frutos secos.

Es importante tener en cuenta que no todas las proteínas son iguales. Algunas fuentes de proteína contienen grasas saturadas y colesterol, lo que puede aumentar el riesgo de enfermedades cardiovasculares. Por lo tanto, es importante elegir opciones saludables de proteínas animales, como carnes magras y pescado, y limitar el consumo de carnes procesadas y productos lácteos altos en grasa. Las fuentes de proteína vegetal ofrecen un mejor perfil cardiovascular al estar libres de grasas saturadas; no obstante, su contraparte es su menor aporte de aminoácidos. Es así como el equilibrio se encuentra en balancear proteínas de origen animal y vegetal en nuestra dieta.

Consume grasas, pero solo de alta calidad

Las grasas son uno de los tres macronutrientes que componen nuestra dieta, junto con los carbohidratos y las proteínas. Hay varios tipos de grasas, y es importante saber cuáles son saludables y cuáles debemos eliminar de nuestra alimentación.

Las **grasas saturadas y grasas trans** son el tipo de grasa que debemos evitar, dada su asociación con enfermedades cardiovaculares y mayor mortalidad. Por su parte, las **grasas**

insaturadas nos han mostrado beneficios cardiovasculares y, por tanto, deben estar presentes en nuestra dieta.

Las grasas poco saludables son las saturadas y las trans. Las primeras se encuentran en alimentos como carnes rojas, productos lácteos enteros y aceite de coco, mientras que las segundas se encuentran en alimentos procesados como alimentos fritos, horneados y margarinas. Estas grasas son perjudiciales para la salud y, desafortunadamente, algunas personas las incluyen en sus dietas "keto", lo que aumenta su riesgo de sufrir enfermedades cardiovasculares. Un reciente estudio de la doctora Iatan[41] evaluó el impacto de las dietas keto o similares durante más de diez años y encontró que los sujetos que las practicaban tenían niveles más altos de colesterol LDL, lo que correlacionó con un aumento en el doble del riesgo de eventos como infarto al corazón, enfermedad arterial periférica o isquemia cerebral. Aunque las personas en este estudio ya tenían obesidad y algo de riesgo cardiovascular antes de comenzar la dieta, una dieta cetogénica alta en grasas no saludables puede ser el factor final para desencadenar una tragedia metabólica.

Las grasas saturadas deben ser evitadas. En general están en aceites vegetales como el de coco, de semilla de coco o aceite de palma, o en margarinas con grasas vegetales. Las carnes cobran relevancia aquí, y aunque estas son fuente de proteína, todas las carnes rojas y el pollo tienen grasa saturada y, por tanto, las carnes rojas deben ser reducidas y el pollo debe ser consumido en su versión más magra posible, como lo es la pechuga. La comida ultraprocesada como helados, comidas rápidas, tocino,

---

[41] 5 de marzo de 2023.

galletas, entre muchas más, también son fuentes altas de grasas saturadas.

Pero, como ya te conté, no todas las grasas son malas. Las grasas buenas son clave en nuestro cuerpo para ayudarnos a formar hormonas, nos dan energía y soporte celular, y ayudan a mantener nuestra temperatura corporal. Estas grasas son las **insaturadas,** y son de dos tipos: las grasas monoinsaturadas y las poliinsaturadas, como los ácidos grasos omega-3 y omega-6. Estos ácidos grasos son importantes para la función cerebral, la salud del corazón y la reducción de la inflamación en el cuerpo. Las fuentes de **grasas monoinsaturadas** provienen principalmente de fuentes vegetales, e incluyen aguacate, nueces, semillas y aceites vegetales, como el de oliva y el de canola, y las fuentes de **grasas poliinsaturadas** incluyen algunos pescados como el salmón, el aceite de girasol y las semillas de linaza. Una característica fundamental de los aceites no saturados es que su forma se mantiene líquida cuando están a temperatura ambiente; en cambio, los aceites a base de grasas saturadas tienden a llenarse de grumos y volverse sólidos.

La mayoría de las personas no consumen la cantidad necesaria de grasas no saturadas. La Sociedad Americana del Corazón sugiere que un 8 a 10% de nuestras calorías de cada día deben provenir de fuentes no saturadas, e incluso ingestas cercanas al 15% han mostrado reducción de eventos cardiovasculares. El omega-3 ha demostrado proteger nuestro corazón, y la única manera de obtenerlo y tener un beneficio clínico comprobado es a través de nuestra dieta: comer salmón tres veces por semana, en promedio, ayuda a mejorar estos niveles.

Cuando rompas el periodo de ayuno intermitente, se recomienda aumentar el consumo de alimentos ricos en nutrientes como las grasas saludables. Las grasas saludables pueden ayudar a reducir la inflamación y promover la saciedad, lo que puede ayudar a controlar el apetito durante los periodos de ayuno.

Algunas opciones saludables de grasas para incorporar cuando te alimentes en el ayuno intermitente incluyen el salmón, el aguacate, las nueces, las semillas y los aceites vegetales saludables. Es importante recordar que el ayuno intermitente no debe ser utilizado como una excusa para consumir grandes cantidades de grasas poco saludables o alimentos procesados. Al final, aumentar la ingesta de grasas buenas y reducir las malas mejorarán tu colesterol bueno, HDL, reducirán el colesterol malo, LDL, y mejorarán la sensibilidad a la insulina, aportando a la disminución de peso.

¿Y qué hay de los aceites con los que cocinamos? Las redes sociales y los influenciadores con frecuencia utilizan los aceites más exóticos a la hora de preparar sus alimentos, y seré claro desde el inicio al decirte con qué aceites **NO** debemos cocinar. El primero en la lista es el de coco, que puede ser visto como uno de los aceites de cocina más perjudiciales, ya que aumenta el riesgo de enfermedades cardiovasculares. En comparación con el aceite de palma, que es otro aceite tropical con alto contenido de grasas saturadas, el aceite de coco aumentó más el colesterol LDL.

Reemplazar el aceite de coco con aceites vegetales insaturados no tropicales, especialmente aquellos ricos en grasas poliinsaturadas, tendrá un beneficio para la salud. Por esto, mi lista de aceites aprobados para la cocina serán el aceite de oliva extra virgen, el aceite de maíz, el aceite de aguacate y el aceite de canola, que han mostrado reducción de morbilidad y mortalidad cardiovascular, además de menor riesgo de diabetes, cáncer y Alzheimer. Junto con las grasas que queremos evitar, también incluiré la margarina y la mantequilla.

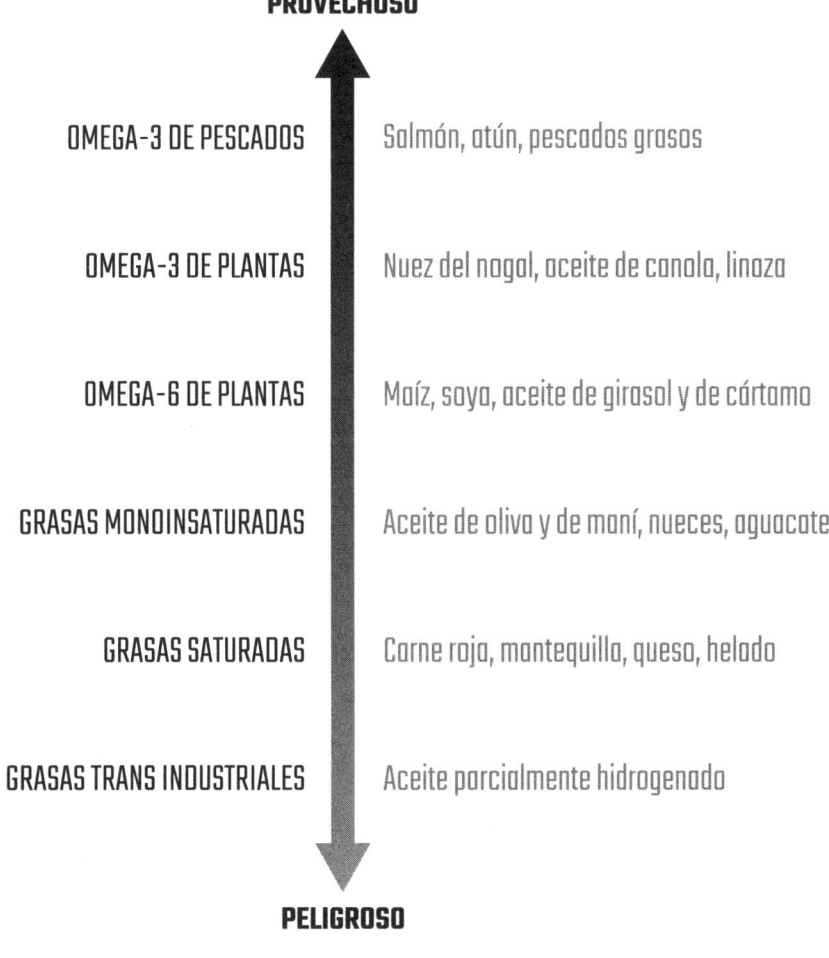

© https://www.hsph.harvard.edu/wp-content/uploads/sites/30/2012/10/finding-foods-with-healthy-fats.jpg

La mantequilla de tipo ghee, aunque también es rica en grasas saturadas, es relativamente menos dañina cardiovascularmente, en comparación con la mantequilla, dados su proceso de purificación y sus altos niveles de grasas monosaturadas omega-3; sin embargo, no deja de ser una grasa saturada y debe ser consumida con moderación.

En resumen, las grasas son una parte importante de nuestra dieta, y es necesario elegir las opciones más saludables que tengas a la mano para obtener mayores beneficios.

La calidad del momento importa

No es extraño ir a cine y normalizar comerse un gran balde de crispetas durante la película. Y probablemente no te sorprenderá pensar en cómo somos capaces de comernos todo esto sin darnos cuenta, mientras vemos la película. Esto se llama alimentación distraída, y es posible debido a dos factores claves; el primero es la falta de atención en qué estamos comiendo, ya que estamos entretenidos con la película, lo que hace que comamos en mayor cantidad. El segundo factor es la velocidad con la que lo hacemos; si es rápida, permitirá que pongamos más alimentos en nuestro estómago antes de que este mande la señal a nuestro cerebro para decirle que estamos llenos. Estudios científicos indican que al cerebro le toma aproximadamente de quince a veinte minutos para reconocer la saciedad en el estómago y decirle a nuestro cerebro que estamos llenos; es así como muchas personas son capaces de comer más de lo que por lo general comen si lo hacen de manera apresurada.

Si has visto una competencia del que más perros calientes coma, es claro que la velocidad a la que estos se coman influye en el número de perros calientes que se logran ingerir. Sin embargo, si te pido que te comas los mismos perros calientes de forma lenta y los mastiques despacio, podrás comerte uno o dos, como máximo. Ejemplos de alimentación distraída incluyen comer mientras se trabaja, se conduce, o mientras se mira la televisión o el celular. En estas situaciones no nos enfocamos en disfrutar de la experiencia de la comida. Comer de forma distraída, o sin prestar atención, se asocia con ansiedad, comer en exceso y aumento de peso, y el modo de evitarlo empieza dándole calidad al momento de comer, alimentándonos de manera consciente.

La **alimentación consciente** consiste en enfocarte en el comer como una experiencia que se acompaña de sensaciones corporales relacionadas con la comida, pensamientos y sentimientos acerca de ella, y donde hay una conciencia elevada libre de prejuicios. La alimentación consciente permite promover una experiencia alimentaria más agradable, que presta atención a los alimentos seleccionados, a las señales físicas internas y externas, y las respuestas a esas señales.

Para que puedas aplicar la alimentación consciente debes hacerte cuatro preguntas: ¿qué comer?, ¿por qué comemos lo que comemos?, ¿cuánto comer? y ¿cómo comer?

¿Qué comer?

Trata de elegir alimentos saludables, que sean nutritivos y te hagan sentir bien. Esto no significa que debas evitar todos los alimentos que te gustan, pero intenta equilibrarlos con unos más saludables.

Los carbohidratos, las proteínas y las grasas deben estar presentes en tu plato, y el escenario ideal es que elijas una adecuada cantidad de proteína de origen vegetal y origen animal, que consumas carbohidratos de bajo índice glicémico y solo grasas insaturadas. Considera que lo que comes debe ser variado, permite que tus vegetales sean de múltiples colores y alterna diversos tipos de proteínas.

Para cuidar tu salud y el planeta, es recomendable limitar las carnes rojas y darle vía libre a una dieta basada en plantas. Las carnes rojas y los lácteos, además de su alto contenido de grasas saturadas, tienen un mayor impacto ambiental, en comparación con los alimentos basados en plantas. La producción de carnes rojas requiere grandes extensiones de tierra para criar animales y cultivar sus alimentos, lo que conduce a la deforestación y la degradación del suelo. Además, la cría de animales para el consumo humano genera una gran cantidad de emisiones de gases de efecto invernadero, como el metano, que contribuyen al calentamiento global y al cambio climático, y su alto consumo de alimentos demanda también un gran consumo de agua.

Pregúntate siempre, ¿de dónde proviene este alimento? ¿Quién lo preparó? ¿Cómo se preparó? Estas respuestas te permitirán ser más objetivo y te ayudarán a elegir alimentos reales, más naturales, producto de la tierra y libres de procesos industriales.

¿Por qué comemos lo que comemos?

Cuando te concentras en lo que debes incluir en tu alimentación, no tendrás tiempo de pensar en lo que no debes comer. En este punto ya debes tener muy claro que debes evitar azúcar añadida, alimentos procesados, jugos y grasas trans y saturadas, pero, además, enfocarte en lo que sí debes comer poco a poco no les dará espacio a estos otros alimentos en tu vida.

Además, sé consciente de preguntarte si en realidad quieres comer en determinado momento. Nos enseñaron que debemos comer tres comidas principales y un snack entre cada una de estas comidas. Los snacks no son necesarios, y cada vez que se te pase por la cabeza comer uno de estos, pregúntate, ¿por qué me lo voy a comer? ¿Realmente siento hambre, o es una costumbre? Dejar de comer snacks es un gran paso para recuperar tu salud metabólica.

En cuanto a las comidas principales durante tu proceso de ayuno intermitente, ya sabes que tu desayuno no debe faltar, tu almuerzo idealmente debe estar, y la cena puede estar presente, o no. Cuando llegue la hora de tu última comida, préstale atención a tu cuerpo. Antes de comenzar a comer, tómate unos minutos para conectarte con este. ¿Tienes hambre o solo estás aburrido o estresado? Escucha las señales de tu cuerpo y come esta última comida solo cuando tengas hambre real.

¿Cuánto comer?

La cantidad va de la mano con contar calorías, y esta no será nuestra tarea, a no ser que hayas decidido realizar ayuno de días alteros. La cuestión de cuánto comer empieza con una distribución adecuada de los alimentos en tu plato. Esta distribución fue simplificada hace varios años por científicos de la Escuela de Salud Pública de Harvard, que nos enseñaron que el plato debe dividirse en dos: la primera mitad corresponde a la ensalada —las frutas y los vegetales de nuestro plato— y la segunda mitad se divide en dos tercios, que corresponden a la porción de la proteína y a una porción pequeña de carbohidratos. Al lado de este plato es recomendable tener un poco de aceite de oliva y un vaso de agua como bebida universal. Recuerda que el tamaño de tu plato importa; no debe tener más de 22 cm de diámetro y solo debes servirte alimentos en este una vez por cada comida.

La práctica de la alimentación consciente nos anima a sintonizarnos con las señales de nuestro cuerpo. Es posible que, en nuestra infancia, nuestras madres nos hayan instado a comer todo lo que se nos sirviera en el plato, y personalmente puedo recordar a la mía diciéndome: "No te levantarás de la mesa hasta que te hayas terminado todo". Sin embargo, la alimentación consciente nos brinda la oportunidad de prestar atención a las sensaciones tanto internas como externas que nos llevan a comer, cuestionando si en realidad necesitamos comer todo lo que se nos ofrece. Al sentarnos a comer sin distracciones, podemos observar la comida, masticar despacio cada bocado, conectándonos con las sensaciones de nuestros músculos masticadores mientras procesan los alimentos, y disfrutando la textura, la temperatura, el aroma y sabor de cada bocado.

Después de comer, es importante escuchar a nuestro cuerpo y sentir gratitud por el bienestar que nos hemos brindado

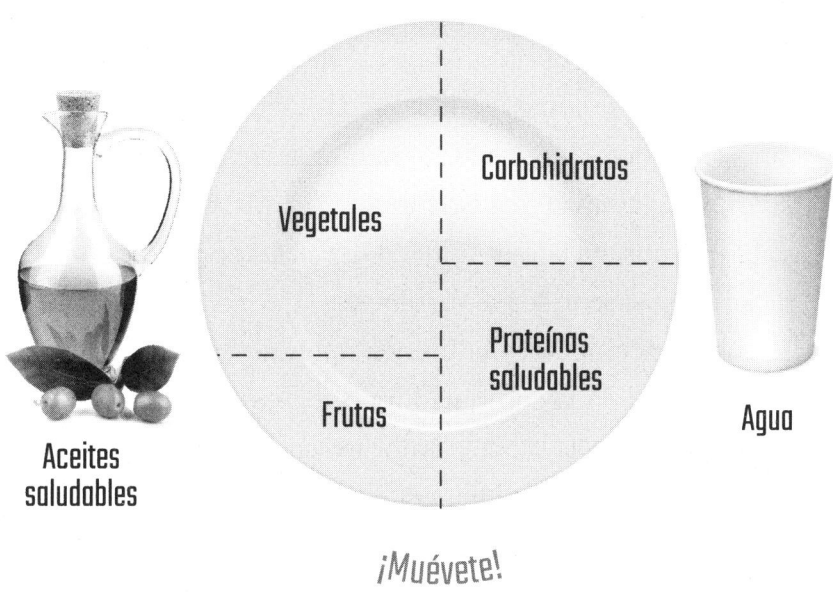

© 2011, Harvard University.

a nosotros mismos. A través de la alimentación consciente podemos reflexionar sobre el impacto que los alimentos tienen en nuestro cuerpo y cómo pueden actuar como una medicina curativa día tras día.

¿Cómo comer?

En este caso, el orden de los factores **sí** impacta el producto, así que al comer debes empezar con la ensalada, seguir con la proteína y, por último, y solo si aún no estás satisfecho, consumir el carbohidrato. Siguiendo este orden, debes tener en cuenta también estos pasos:

1. Saborea cada bocado: tómate el tiempo para saborear y disfrutar de cada bocado. Mastica lentamente y saborea los sabores y las texturas de la comida. Déjate llevar por tus cinco sentidos. Debes estar presente; siente los sonidos, los colores, los aromas y las texturas de la comida y cómo esta te hace sentir cuando la comes. Date pausas periódicas para dejar que tus sentidos se involucren.
2. Evita distracciones: evita comer mientras miras la televisión, trabajas en la computadora o revisas el celular. En su lugar, siéntate a la mesa y enfócate en la comida y en las sensaciones que esta te genera.
3. Agradece: antes de comenzar a comer, tómate un momento para agradecer por la comida que tienes en frente. Agradece a quienes la prepararon y a la naturaleza, por proveerte con los alimentos.
4. Come despacio para evitar comer en exceso: si comes despacio, es más probable que reconozcas cuándo te sientes satisfecho o cuándo estás aproximadamente al 80% lleno y puedas dejar de comer. **Honra el "Hara Hachi Bu" de Okinawa.** Recuerda que si uno deja de comer cuando se siente 80% lleno, es probable que esté en realidad 100% lleno, pero aún no se haya dado cuenta. Hay una notable disparidad calórica entre el momento en que un occidental dice estar "lleno" y se ha sobrealimentado, y cuando un okinawense afirma que ya "no tiene hambre" y se alimentó justo con lo que su cuerpo necesita.
5. Escucha a tu cuerpo: a medida que comes, presta atención a las señales de tu cuerpo. ¿Te sientes satisfecho o todavía

tienes hambre? Si ya estás satisfecho, deja de comer, incluso si aún quedan alimentos en el plato.

6. Sin críticas: evita juzgar tu comida o a ti mismo cuando comes. Simplemente observa tus pensamientos y sentimientos mientras lo haces, sin juzgarlos.

Recuerda que la alimentación consciente es una práctica y puede tomar tiempo y paciencia para desarrollarla. Esta, junto con la elección correcta de los macronutrientes, y respetando tus horarios de alimentación, te ayudarán a sanar tu salud metabólica y a refirmarte contigo mismo. Con práctica y dedicación, puedes aprender a comer de manera más consciente y disfrutar de una relación más saludable y gratificante con la comida.

En resumen:

- Eliminar los carbohidratos por completo no es la solución. Aunque reducirá tus picos de insulina, te llevará a una reducción marcada del gasto energético durante el día, e incluso durante las horas de sueño.
- Elimina los carbohidratos de alto índice glicémico, como dulces, azúcar, té azucarado, gaseosa. Mejor incluye carbohidratos de bajo índice glicémico (quinua, arroz integral, avena).
- Rompe el ayuno con proteína o grasas saludables. Evita carbohidratos de alto índice glicémico.
- La proteína debe estar presente en desayuno, almuerzo y cena. Esta evita que se aumenten los picos elevados de insulina y permite que aumente nuestro metabolismo.
- Come primero la ensalada, luego la proteína y por último el carbohidrato.
- Come de manera consciente, disfrutando el momento. Escucha a tu cuerpo y ten una relación saludable con los alimentos.

CAPÍTULO 11

EL EJERCICIO EN AYUNO

Ayer, luego de un día de hospital muy ocupado, entrené en la noche; hice un trabajo de pesas y algo de cardio y quedé con la satisfacción de no haberme saltado mi día de ejercicio. Hoy despierto en mi día libre, con una mañana solo para mí; el sol está saliendo, me pongo mis tenis y luego de tomar mi café en ayunas, me preparo para ir a correr unos cuantos kilómetros. La mañana es soleada y el aire fresco y nítido llena mis pulmones mientras comienzo a correr; al llegar a la bahía, me dirijo a un sendero bordeado por árboles y agua cristalina, disfruto al ver algunos patos y gansos nadando, y algunas personas pescando en la orilla. Siento mi corazón latir, la energía fluir por mi cuerpo, mientras mi mente solo se ocupa de disfrutar el momento. Pasados cerca de cinco kilómetros me siento orgulloso de haber completado una carrera en ayunas con éxito, y agradecido por la belleza del paisaje que me rodeó. De vuelta en casa me espera un delicioso desayuno, ¡es el momento de romper mi ayuno!

Ejercitarnos, al igual que realizar ayuno intermitente, contribuye de manera positiva a nuestra memoria metabólica. Ambos mejoran la resistencia a la insulina, ayudan a perder peso y quemar grasa y previenen enfermedades como la diabetes, el colesterol alto y eventos cardiacos. Ahora bien, cuando pensamos en juntar estas dos prácticas, la pregunta que surge es, ¿pueden el ayuno intermitente y la actividad física ser sinérgicas? O, por el contrario, ¿pueden interactuar de manera negativa?

Hace varios años, al comprender el ayuno intermitente, lo primero que llegó a mi mente fue pensar que no era posible hacer ejercicio en ayunas, dado que no tendríamos "energía" y esto podría consumir mi masa muscular, o incluso producirme un desmayo. Sin embargo, la información que nos ha dado la ciencia permite que esta historia se cuente de otra forma. De manera simple, la realidad es que un cuerpo saludable tiene todas las capacidades de extraer energía de nuestras reservas de grasa y así suplir esta demanda que tenemos durante el ejercicio.

¡El ejercicio en ayunas potencia el efecto cetogénico que nos da el estado de ayuno!

Cuando descubrí esto, la siguiente pregunta que llegó a mi cabeza —y con seguridad también te la debes estar haciendo— fue, ¿cómo es posible que el ejercicio en ayunas logre consumir grasa y no consuma nuestro músculo?

Uno de los mayores temores es pensar que una ingesta de alimentos menos frecuente con el ayuno intermitente podría contribuir a una mayor pérdida de masa magra, que corresponde a la suma de nuestra masa muscular, ósea y órganos; de otro modo, se entiende como el peso total de nuestro cuerpo menos su grasa total. Sin embargo, diversos estudios en el contexto de entrenamiento de resistencia regular, donde se levantan pesas o se trabaja con el propio peso, como al hacer sentadillas en casa, demostraron que el ayuno intermitente preserva la masa magra, en comparación con otras estrategias alimentarias. Pero ojo aquí, pues esto es posible solo cuando se tiene una ingesta adecuada de proteína durante nuestros momentos de alimentación.

Una revisión sistemática realizada por el doctor Ashtary-Larky[42] y su equipo combinó los datos de ocho estudios con doscientos veintiún participantes y buscó medir el impacto de la actividad física de resistencia en personas con alimentación tradicional vs. personas con estilos de vida de ayuno intermitente. Lo que se encontró fue que el ayuno intermitente, en combinación con los trabajos de resistencia, son efectivos para reducir el peso y la grasa corporal, si se comparan con la alimentación tradicional sin ayuno. En ambos grupos se presentó una preservación similar de la masa muscular. Entonces, podemos decir que hacer trabajo de resistencia no consumirá tu músculo. Sin embargo, hay algunas recomendaciones que te quiero hacer.

Sabemos que, de manera intrínseca, el ayuno intermitente lleva a un déficit calórico. Esta ventaja es perfecta en personas que buscan reducción de peso en general, y se complementa con la actividad física para lograr los objetivos de pérdida de peso y de grasa corporal. Sin embargo, en personas con peso normal que hacen ayuno intermitente, se requiere aumentar la ingesta de carbohidratos de bajo índice glicémico y de proteínas durante los periodos de alimentación para suplir la demanda energética del ejercicio y de la formación de músculo. Una persona delgada posee menos reservas de grasa y, en este caso, el aumento intencional de las calorías en los periodos de ingesta es recomendado para realizar ejercicio en ayunas.

---

42   Ashtary-Larky *et al.* (1 de agosto de 2021).

Cuando se consumen suficientes proteínas en la dieta, se puede prevenir la pérdida de masa muscular en adultos que practican ayuno intermitente y entrenamientos de resistencia. Las dietas ricas en proteínas estimulan la síntesis de proteínas musculares, lo que ayuda a proteger y mantener la masa muscular. Comer proteínas evita que se active la proteína quinasa por AMP (AMPK), que normalmente degrada nuestra masa muscular; a su vez, comer proteína activa la señalización del mTORC1, lo que permite la síntesis de proteínas musculares. Al aumentar la ingesta de proteínas, se garantiza la formación de músculo al ejercitarnos y se previene su degradación durante los periodos de ayuno y de ayuno con ejercicio de resistencia. Es importante tener en cuenta que, como aprendimos en el capítulo 6, el ayuno intermitente inhibe la mTORC para permitir los fenómenos de autofagia, donde se reciclan células dañadas y envejecidas, pero la ingesta de proteínas en nuestra dieta activa una variante específica de esta proteína, la mTORC1, que está implicada en la síntesis de proteínas en nuestro cuerpo. De esta manera, comer adecuada proteína es clave al vivir un estilo de vida en ayuno, para conservar la capacidad de nuestras células para repararse y rejuvenecerse a sí mismas a través de la autofagia, mientras le permitimos a nuestro cuerpo seguir sintetizando proteínas musculares.

Para hacer posible esta preservación de la masa muscular al realizar ejercicios de resistencia durante los periodos de ayuno intermitente, se requiere la ingesta adecuada de proteína. Esta debe ser en promedio de 1,6 g por kilogramo de peso al día en mujeres, y de 1,8 a 2,0 g por kilogramo de peso al día en hombres. La mejor manera de consumir la proteína en tu alimentación es distribuyendo su ingesta en múltiples porciones con tus comidas, más que consumirla en una sola. Nuestro cuerpo tiene una capacidad tope de absorción y aprovechamiento de las proteínas que recibe en una sola comida, así que fraccionar tus requerimientos diarios durante el día es la mejor manera de absorberla y activar su mecanismo anabólico. Además, comer porciones frecuentes de proteína con espacios de tres horas en el día lleva a mejores resultados en la ganancia de masa muscular, mediante una mayor producción de proteínas miofibrilares. Así que, si tus requerimientos de proteína son 120 g al día, será mucho mejor comer tres porciones de 40 g al día que ingerir 120 g en una sola comida.

Múltiples estudios de ayuno con restricción en el tiempo sin déficit calórico o hipocalórico a corto plazo, en adultos físicamente activos y entrenados en resistencia, con una ingesta adecuada de proteínas e hidratación, han demostrado que las prácticas de ayuno intermitente no son perjudiciales para las adaptaciones al entrenamiento de fuerza, como el crecimiento de la fibra muscular y ganancia de masa libre de grasa. Incluso, la evidencia actual nos ha mostrado que la combinación de ayuno intermitente y actividad física puede ir más allá, aumentando el rendimiento físico y la eficiencia metabólica.

Realiza el ejercicio correcto, en el momento correcto

Vivimos en la era de la medicina personalizada. Algunos atletas han visto el ayuno intermitente como una manera de optimizar el rendimiento y maximizar los beneficios del entrenamiento. La coordinación del momento de las comidas con los ritmos del sol y las demandas de entrenamiento del día a día podría utilizarse para ayudar a mantener el peso, mejorar el sueño y favorecer la recuperación.

Quizá podríamos pensar que ejercicio es ejercicio y te ayuda de una u otra manera a perder peso, pero hay una gran diferencia según el tipo de ejercicio que realices y la duración de este, cuando lo haces durante tus periodos de ayuno intermitente.

Los estudios han demostrado que hacer ejercicio en estado de ayuno puede mejorar el metabolismo de la grasa, sin afectar el gasto energético en reposo, en comparación con las dietas que tienen ingesta calórica constante durante todo el día. Los periodos de ayuno intermitente pueden ofrecer beneficios adicionales, como mejorar nuestro sistema inmunológico, pero también llevan a una disminución en la producción de IGF-1. El IGF-1 es una hormona que ayuda a formar músculo, y al igual que la insulina, inhibe la hormona de crecimiento en nuestro cuerpo. Es aquí donde el ejercicio entra como respuesta compensatoria, pues este puede aumentar los niveles de IGF-1, que será fundamental para la formación de músculo. Sin embargo, y ojo aquí: el ejercicio de resistencia y los entrenamientos por intervalos de alta intensidad (HIIT) son las mejores modalidades a la hora de elevar la producción de IGF-1 y aumentar su biodisponibilidad.

Cuando entrenas en ayunas, tus niveles de insulina están bajos, pero hormonas como la noradrenalina y la hormona de crecimiento están elevadas; estas últimas te proveen energía y te permiten entrenar con más fuerza y vigorosidad. Romper tu ayuno luego de entrenar le permite a tu cuerpo recibir nutrientes, liberar algo de insulina anabólica y estimular tu hormona de crecimiento para así ganar masa muscular.

Ejercicio de resistencia

Los trabajos de resistencia son todos aquellos que le ponen a tu músculo un esfuerzo que induce a contracción muscular, y aunque entrenar con pesas es la manera más común de llevarlo a cabo, es importante que sepas que los abdominales, las sentadillas, las flexiones de brazos, las elevaciones de piernas y las planchas son todos ejemplos de entrenamiento de resistencia, donde trabajas con tu propio peso. Los ejercicios de fuerza que solo te requieren a ti y un poco de espacio para entrenar resultan ser los más prácticos, pues no te ponen la excusa de que necesitas un gimnasio para hacerlos.

Además de esto, cuando se trata de ayuno intermitente, estos son unos de los ejercicios que mayor sinergia crean. Realizar ejercicios de resistencia durante los periodos de ayuno no solo está permitido, sino que es una necesidad fisiológica de tu cuerpo. Existen muchas maneras de ejecutarlos en el día a día. Si vas al gimnasio y levantas pesas o utilizas máquinas de resistencia, estarás cumpliendo esta cuota. Sin embargo, actividades al aire libre como salir a caminar con tu perro en una colina pueden darte cierto grado de resistencia. La Organización Mundial de la Salud nos recomienda que lo mínimo de actividad física que debemos hacer a la semana son ciento cincuenta minutos de actividad cardiovascular, de moderada intensidad, sumada al menos a tres días de trabajo de resistencia. **¡Cuando realizas actividad física de resistencia junto con el ayuno intermitente, le estás dando a tu cuerpo un impulso adicional para lograr pérdida de grasa y de peso!**

El equipo liderado por el doctor Kotarsky[43] llevó a cabo un estudio para comparar los efectos del ejercicio de resistencia en personas que practican ayuno y en aquellas que siguen una dieta normal. Se descubrió que el grupo que ayunó experimentó una ligera restricción en la ingesta calórica de alrededor de 300 kcal/día, mientras que el grupo que siguió una dieta normal, la redujo alrededor de 250 kcal/día. Además, el grupo de ayuno experimentó una pérdida significativamente mayor de masa corporal total (3,3%), en comparación con el grupo de dieta normal (0,2%). Estos datos nos enseñan que el ejercicio por sí solo ayuda a perder grasa, pero un estilo de vida de ayuno intermitente potencia la pérdida de un 0,2 a un 3,3% del peso.

En este mismo estudio, los dos grupos experimentaron un aumento en la masa magra durante la intervención, con un aumento del 0,6% en el grupo que ayunó y del 1,9% en el grupo con dieta normal, sin diferencias significativas entre ambos. Estos resultados sugieren que la combinación de ayuno intermitente y el ejercicio de resistencia puede ser una estrategia dietética efectiva a corto plazo para reducir la masa grasa y aumentar o mantener la masa magra en adultos con sobrepeso y obesidad. Si estás practicando ayuno intermitente y nunca has hecho actividad física, ¡este es el mejor momento para hacerlo!

---

43 Kotarsky *et al.* (mayo de 2021).

Realizar actividad física de resistencia mientras ayunas potencia la utilización de las reservas de grasa para producir energía.

Por último, al determinar cuánto tiempo de ejercicio debemos hacer, en estos estudios, ambos grupos le dedicaron más de trescientos minutos a la semana a hacer ejercicio de moderado a intenso. Pero cuando se agregó ejercicio aeróbico, como, por ejemplo, correr, trotar o montar en bicicleta, no se notó una mejora adicional en la pérdida de peso o en la salud del corazón y del metabolismo, lo que sigue poniendo al ejercicio de resistencia como el componente fundamental que debes incluir en tus rutinas. Por último, estas sesiones de ejercicio no excedieron más de una hora cada día.

Entrenamientos de intervalos de alta intensidad (HIIT)

El entrenamiento de intervalos de alta intensidad (HIIT) se define como esfuerzos intensos y repetidos, realizados a una intensidad que produce >85% de la frecuencia cardíaca máxima, intercalados con periodos de recuperación de ejercicios de intensidad baja o moderada (recuperación activa) o descanso completo. Este tipo de ejercicio se encuentra en rutinas que combinan múltiples repeticiones con pesas y con peso corporal para lograr un máximo esfuerzo en cortos periodos. La duración de estos momentos de intensidad puede ir desde tan solo diez segundos hasta seis minutos. Esta estrategia ofrece múltiples adaptaciones fisiológicas, donde hay un máximo consumo de oxígeno, aumento de la oxidación de la grasa y de la sensibilidad a la insulina, lo que mejora la composición corporal y la tolerancia al ejercicio. Hasta la fecha, los entrenamientos de tipo HIIT han demostrado ser los más eficaces para lograr pérdida de grasa, con la capacidad intrínseca de activar nuestro metabolismo incluso horas después de concluido el entrenamiento.

Ahora bien, ¿qué pasa si combinamos ejercicio de tipo HIIT con ayuno intermitente? El doctor Martínez-Rodríguez[44] y su equipo quisieron responder cómo se comportaba el HIIT en personas que realizaban ayuno de días alternos vs. personas que comían de una manera libre y sin dietas, y buscaron ir más allá de evaluar los cambios en la composición corporal que se tenía: también evaluaron el rendimiento físico durante los entrenamientos. El resultado más importante del estudio indicó que un programa de entrenamiento combinado de HIIT + ayuno intermitente generó una disminución significativa en la masa grasa y un aumento en el rendimiento de saltos, efecto que no se encontró cuando el programa de entrenamiento de HIIT no fue combinado con ayuno intermitente.

Otro punto para resaltar de este estudio fue que las ingestas de alimentos fueron cercanas al entrenamiento; por lo tanto, estas parecen haber proporcionado más energía y nutrientes, tanto antes como después del ejercicio. La ingesta en fases sensibles cercanas al entrenamiento es importante y puede favorecer en mayor medida las adaptaciones al entrenamiento de tipo HIIT. En términos prácticos, hacer un entrenamiento HIIT temprano en la mañana optimizará el consumo de tu grasa corporal, y al estar seguido por un buen desayuno, podrá darte todos los nutrientes que necesita tu músculo.

---

44 Martínez-Rodríguez *et al.* (14 de junio de 2021).

De la ciencia a la realidad

Ya sabemos qué nos dice la ciencia; ahora quiero saber lo que te dice a ti tu voz interior. Puede que seas ya una persona físicamente activa, pero también puede que seas una persona que nunca ha practicado actividad física en absoluto. Si este último es tu caso, quiero que tengas presente que cada cosa llega a la vez, y que cada proceso es personal y único.

Recuerdo cuando era un joven de unos dieciséis años y la actividad física no se me pasaba por la mente. Era todo un desafío tener clases de Educación Física y competir con mis compañeros. Sin embargo, tras intentarlo una y otra vez, fracasar y no ver resultados, finalmente aprendí que el ejercicio no era solo una forma de mejorar mi físico, sino también una pieza clave para convertirme en la persona que soy hoy en día.

La actividad física me dio disciplina, me enseñó a planificar, me brindó una zona de confort para desestresarme y equilibrar mis días, mejoró mi resistencia cardiovascular y mi equilibrio, me permitió concentrarme y tener éxito en la vida. Ahora puedo decir con confianza que el ejercicio no solo es beneficioso para mi cuerpo, sino también para mi mente y mi espíritu. La actividad física es una necesidad biológica de los seres humanos, y todos, a nuestra manera, deberíamos realizarla. No importa si empiezas por una caminata, por sacar tu perro a correr, evitar el ascensor y usar las escaleras, dar un paseo en bicicleta o salir a bailar. La ciencia nos dice cuál es el mejor tipo de actividad, pero solo tu voz interior te dirá cuál es ese tipo de actividad que te hace feliz, pues tarde o temprano este será el primer paso para, eventualmente, realizar trabajo físico de resistencia.

Quiero también que tengas presente que solo hay una oportunidad perfecta para hacer actividad física, y es en el aquí y en el ahora. No esperes el gimnasio perfecto o la bicicleta de tus sueños, pues más que condiciones perfectas, lo que debes buscar es la constancia y disfrutar de la actividad física. Una vez que empieces, notarás cómo se benefician tu cerebro, tu respiración, tu digestión, tu salud mental y tu capacidad pulmonar, y además tendrás ganancia de masa muscular.

Esta es una tarea que queda en tus manos. Encontrar cuál es ese ejercicio adecuado para ti será tu meta inicial, y para esta búsqueda quisiera darte algunas recomendaciones:

- Encuentra una actividad física que disfrutes: no conozco la primera persona que sea sedentaria por completo que encuentre el amor por el ejercicio a primera vista. No obstante, hay esperanza; y así como salir a citas y conocer a la persona ideal, esta búsqueda también demanda ensayo y error, hasta que descubras lo que conecte contigo. Si este camino es retador para ti, busca un entorno que te agrade y agrégale la actividad física. Por ejemplo, en mi caso, trotar no es mi pasión, pero cuando lo hago por la bahía de Silicon Valley siento que mi cuerpo se conecta con el entorno y esto me motiva a correr un paso tras otro.
- Encuentra algo que se ajuste a tu horario y que puedas costear de forma permanente: no busques el deporte más costoso, con la mayor cantidad de equipo, para empezar, pues corres el riesgo de que no sea algo que puedas seguir

costeando a largo plazo. Busca algo que sea de fácil acceso para ti, en cuanto a tiempo del día y locación geográfica.
- Consigue un compañero para ejercitarte: son diversos los estudios que han evaluado si entrenar solo o acompañado impacta de forma diferente en la pérdida de peso. La respuesta es que no, no hay diferencia, pero sí tiene un impacto positivo el hecho de crear un vínculo con alguien que funcione como sistema de apoyo y motivación y te lleve a dar un poco más cuando no tienes todo el impulso que quisieras.
- Evoluciona constantemente: si realizas siempre la misma actividad, puede que comiences a aburrirte, y de igual manera, tu cuerpo se adaptará y alcanzará una meseta plana en tu progreso. Considera hacer menos cardio y más ejercicios de resistencia, y busca incrementar cada semana las cargas de peso o resistencia que tienes. Tu cuerpo se adapta al ejercicio, y alcanzar estas mesetas significa que has subido de nivel y, por tanto, la única forma de seguir evolucionado es exigiéndote más.
- Vive el ejercicio desde el presente: aprende a escuchar tu cuerpo y a conectar con él. Siente cómo impacta en tus emociones, en tu capacidad de fuerza —que aumenta— y en tu velocidad. La actividad física te ayuda a hallar esa conexión entre tus emociones y tu cuerpo, ayudándote a reducir la ansiedad y el estrés.
- No cuentes calorías, vive la experiencia: no te montes a una banda o una bicicleta a contar y ponerte como objetivo quemar las calorías que su monitor te marca. Si quieres establecerte metas, está bien, pero el objetivo final es que

encuentres en el ejercicio un espacio para ti, para tu disfrute y tu bienestar. Recuerda que el balance energético en la pérdida de peso va más allá de comer menos y quemar más; con esto claro, tu objetivo final debe ser el disfrute, que te ejercites por salud, más que por pérdida de peso. Y cuando lo hagas sin pensarlo, la pérdida de peso llegará.

- Busca tu fórmula ideal: así como escuchaste a tu cuerpo con tus emociones, te invito a que te des la oportunidad de entrenar durante los periodos de comida, durante los periodos de ayuno, y encuentres qué fórmula funciona mejor para ti. En mi caso particular, y con mi estilo de vida, la actividad física me funciona al final del día o en la noche, pero para algunas personas será mejor hacerlo en la mañana.

En este punto del libro espero que ya hayas realizado algunos días de ayuno, que esta práctica comience a ser parte de tu estilo de vida y te permita abrir un camino al ejercicio. Recuerda que el cambio empieza por ti. No importa cuán sedentario o sedentaria hayas sido hasta ahora, siempre es posible dar el primer paso hacia una vida más activa y saludable. **Cada pequeña elección que haces cuenta, y cada paso te acerca más a tus metas.** Mover tu cuerpo no solo te ayudará a sentirte mejor físicamente, sino también emocionalmente. Te dará más energía, mejorará tu estado de ánimo y te ayudará a reducir el estrés.

Así que, ¡adelante! Atrévete a salir de tu zona de confort y a explorar nuevas actividades. Encuentra algo que disfrutes hacer y que te desafíe un poco más cada día. Puede ser caminar, correr, bailar, hacer yoga, nadar, entre otras opciones.

Recuerda: no se trata de ser el más fuerte o el más rápido, sino de ser la mejor versión de ti mismo y cuidar de tu cuerpo y mente. ¡Empieza hoy mismo y no te arrepentirás!

En resumen:

- El ejercicio es la mejor manera de potenciar tu estado cetogénico producto del ayuno.
- Los mejores ejercicios para realizar son los de resistencia y los de HIIT.
- Hacer ejercicio mientras ayunas no consumirá tu músculo, pero sí te ayudará a quemar más grasa.
- Come suficiente proteína. No solo te da saciedad, sino que también te ayudará a formar el músculo que tu cuerpo requiere.
- En personas que buscan reducción de peso, el ayuno intermitente tiene un déficit calórico intrínseco; en personas que son delgadas y tienen un estilo de vida de ayuno, se debe buscar un aumento en la ingesta de proteína y de carbohidratos de bajo índice glicémico. El músculo crece ante un balance positivo.
- Ya sea trabajo de resistencia o HIIT, el mejor ejercicio es el que se adapte a tus estilos de vida, sea práctico y, ante todo, el que disfrutes.
- Haz ejercicio a la hora que puedas, cada vez que puedas.
- Practicar ejercicio en ayunas estimulará la noradrenalina y te dará energía.
- El mejor momento para consumir tu primera comida del día es luego de entrenar en ayunas; así, estimularás tu hormona de crecimiento y los niveles saludables de insulina que te ayudarán a formar más músculo.

CAPÍTULO 12

EL AYUNO: TU NUEVO ESTILO DE VIDA

Hoy me encuentro en mi casa, en California. Estoy sentado en mi escritorio, disfrutando de una deliciosa taza de café colombiano. Al observar a través de la ventana este hermoso y soleado día, me invade una sensación de alegría al pensar en todo lo que ha ocurrido en mi vida durante los últimos diez años. Aventurarme en el campo de la medicina y la salud, desde diferentes perspectivas y lugares alrededor del mundo, me ha permitido tener una visión más amplia y completa de la vida. He leído muchos libros, analizado artículos científicos e investigado en estudios clínicos; he interactuado durante horas con profesores y, lo más importante, con mis pacientes. Todo este conocimiento me ha dado una gran responsabilidad, la de compartirlo con los demás.

He aprendido que el equilibrio es esencial para mantener una buena salud. Controlar el estrés, dormir bien, hacer ejercicio, comer en sincronía con la luz solar y escuchar a nuestros cuerpos son las claves para vivir más y mejor. En mi caso, el ayuno es ahora una parte fundamental de mi vida. Vivo en armonía con mi cuerpo y he aprendido a escuchar sus necesidades. Por eso, quiero dedicarte estas últimas palabras a ti, y así como yo he encontrado este equilibrio, quiero que tú también puedas sentirlo y experimentarlo durante toda tu vida.

En este punto estoy seguro de que tienes un completo entendimiento de lo que ocurre en tu cuerpo en cada momento que sientes hambre o saciedad, cuando comes, y cómo tu cuerpo responde a cada tipo de alimento para impactar en tu salud y bienestar; que conoces el rol que tiene la actividad física en tu vida al ser una necesidad biológica de tu cuerpo, y espero, además, que este entendimiento te haya dado las herramientas para saber cómo contrarrestar los efectos negativos de ingerir ciertos alimentos, y cómo sacarles provecho a otros cuantos.

Muchos de mis pacientes y amigos han compartido conmigo cómo sus vidas han cambiado desde que comenzaron a ayunar. Antes, solían iniciar sus mañanas con wafles, mantequilla y jugo de naranja; seguían con un almuerzo a base de alimentos fritos, pan y refrescos, y durante el día consumían snacks dulces, salados, fritos o congelados. Las cenas llegaban tarde en la noche, y consistían en alimentos ultraprocesados, fritos y con alto contenido de azúcar. Si esto te suena como una historia de terror, es posible que el ayuno ya haya cambiado tu vida y la forma como tu cerebro, tu sistema digestivo y tus hormonas responden a los alimentos. Si, por el contrario, esto suena delicioso, es posible que tu cerebro aún se encuentre estimulando sus centros de placer de manera inapropiada. En cualquiera de los dos escenarios, el ayuno te dará respuestas para sentir y experimentar una relación diferente con los alimentos.

Una vez estés preparado y hayas empezado a ayunar, tu cuerpo se tomará un promedio de diez a doce días para adaptarse a comer de manera sincronizada con la luz del sol y sentirte cómodo con tu nueva forma de vivir la vida. Algunas personas, sin embargo, podrán lograr esta comodidad en unos dos o tres días, y otras cuantas podrían tomarse unos veinte a veinticinco días. Esto es tan solo un pequeño ejemplo para recordarnos que cada proceso es diferente, y solo tu cuerpo te dirá cómo y cuándo adaptarse a este nuevo estilo de vida.

A continuación, te compartiré algunos consejos prácticos para que el ayuno intermitente se vuelva parte de tu vida.

Planea tu semana

Para permitir que tu plan de ayuno sea más fluido, es importante que organices un cronograma semanal en el que puedas anticipar y planificar tus actividades sociales, laborales, familiares y de ocio. De esta manera, podrás saber cuándo trabajarás más, cuándo pasarás tiempo con tus amigos o saldrás con tus hijos. Por ejemplo, si ya sabes que tienes una cena de trabajo en la que debes dar el brindis principal, y es inevitable que comas algunos snacks, puedes ajustar tu horario de comidas ese día, como desayunar más tarde, o incluso limitarte a comer solo durante esa cena. Al entender tus actividades de la semana y anticiparte a ellas, podrás organizar mejor tus hábitos alimenticios y cumplir con tus objetivos de ayuno de forma efectiva.

Un desayuno exitoso es la base de cada día, y es parte de la planificación que tendrás que hacer. A menudo el tiempo por la mañana es limitado, el reloj corre y tienes obligaciones laborales, académicas o familiares, por lo que es esencial tener claro desde la noche anterior qué vas a desayunar. La improvisación no es una opción viable, en especial con el desayuno, y te recomiendo que desde la noche anterior decidas qué consumirás. Además, es importante también planificar el almuerzo y la cena, y si cocinar para varios días es una estrategia efectiva para ti, es recomendable hacerlo y llevar un almuerzo saludable al trabajo o a tu lugar de estudio.

La planificación también te permitirá anticipar la lista de mercado de lo que comerás en la semana, así que, según tus preferencias, puedes saber qué alimentos comprarás. Con una lista de compras puedes asegurarte de tener todos los ingredientes necesarios para preparar comidas nutritivas y satisfactorias. Además, con esta lista también evitarás comprar alimentos poco saludables y tentadores que pueden interrumpir tu plan de ayuno. En general, una lista de compras es una herramienta valiosa para mantenerse en el camino hacia una alimentación saludable y exitosa en el ayuno intermitente.

La siguiente tabla es útil para tener clara y definida tu ventana de alimentación y tus tiempos de ayuno, para vivir un estilo de vida basado en el ayuno con restricción en el tiempo.

Ayuno intermitente 16/8

	Lunes	Martes	Miércoles	Jueves	Viernes	Sábado	Domingo
12 a.m.							
1 a.m.							
2 a.m.							
3 a.m.							
4 a.m.							
5 a.m.							
6 a.m.							
7 a.m.							
8 a.m.							
9 am							
10 am							
11 a.m.							
12 p.m.							
1 p.m.							
2 p.m.							
3 p.m.							
4 p.m.							
5 p.m.							
6 p.m.							
7 p.m.							
8 p.m.							
9 p.m.							
10 p.m.							
11 p.m.							

▫ Horas de ingesta de alimentos   ▪ Horas de ayuno

Come despacio y de manera consciente

La ciencia nos ha mostrado cómo el ayuno intermitente es una solución más a nuestros problemas metabólicos. La mejor forma de evidenciar estos resultados científicos es probando este nuevo estilo de vida y vivir los cambios que le da a nuestro cuerpo. Recuerda antes que nada que el ayuno debe ser liberador, no una atadura.

Comer con atención, intención y consciencia es una característica significativa que ha demostrado ayudar en las tasas de longevidad entre los habitantes de Okinawa, pero no tienes que irte hasta esta isla japonesa para honrar su manera de comer. Recuerda siempre el "Hara Hachi Bu" y deja que sea un recordatorio para dejar de comer cuando tu estómago esté 80% lleno. No esperes a "estar lleno", detente cuando "ya no tengas hambre".

Practicar la alimentación consciente es la mejor forma de conectar con tus alimentos y tu espíritu.

Celebra los pequeños logros

Cada paso que puedas sumar a tu vida son pequeños logros, y debes celebrarlos a medida que ocurran. No hay nada que empodere más que adaptar tu entorno para tu propio beneficio.

Cada vez que cumplas un objetivo de ayuno, ya sea una ventana de ayuno más larga de lo habitual, dejar de comer snacks, retirar el azúcar por completo en un día o perder tus primeros kilos, es importante reconocer ese éxito.

Acostúmbrate a celebrar estos logros para mantener la motivación y la autoconfianza. Así aprenderás a ser una persona que se siente más positiva y en control de su progreso. También puede servir como un recordatorio de que el ayuno intermitente es un proceso, y que los pequeños logros son importantes pasos hacia el éxito a largo plazo. Además, la celebración de los pequeños logros también puede ayudar a crear un sentido de comunidad y apoyo. Al compartir los logros con amigos o familiares que también practican el ayuno intermitente, se puede crear un ambiente positivo y de apoyo, que puede ayudar a mantener la motivación y el compromiso a largo plazo.

Elige muy bien cómo celebrarás estos logros, pues en este caso no será con unas cervezas frías, un brindis o una torta en el trabajo. Recompénsate con pequeños premios y establece metas que te motiven a obtener más recompensas.

Si estás en camino de alcanzar todas tus metas, estas son algunas ideas de celebración que puedes aplicar:

- Compra ropa nueva: después de haber alcanzado tus objetivos de pérdida de peso, es posible que necesites ropa nueva que se ajuste a tu nueva talla. ¡Esta es una gran oportunidad para actualizar tu armario!
- Regálate un tratamiento de spa: date un capricho con un tratamiento de spa para relajarte y aliviar el estrés. Un masaje, una sesión de sauna o un tratamiento facial pueden ayudarte a sentirte renovado y recargado.
- Prémiate con un nuevo hobby: si has estado pensando en aprender una nueva habilidad o pasatiempo, como aprender

a cocinar comidas saludables, bailar o hacer yoga, este puede ser el momento perfecto para comenzar.
- Viaje a la playa o fin de semana en las montañas: un viaje puede ser una gran recompensa para ti, en especial si has estado trabajando para vivir un estilo de vida basado en el ayuno. Planifica un viaje a un lugar que siempre has querido visitar y disfruta de un merecido descanso.

Duerme bien

Un patrón crónico de duración del sueño de menos de seis horas por noche se ha asociado con un IMC más alto. Algunos estudios nos han mostrado cómo empieza a haber ganancia de peso con tan solo cinco noches consecutivas de mal sueño. Es un hecho demostrado que una duración de sueño corta se asocia con una mayor ingesta de energía, principalmente debido al consumo aumentado de grasas saturadas y carbohidratos, lo que resulta en un aumento de peso e incremento del IMC. Estos malos hábitos alimenticios incluyen un aumento en las comidas, snacks y consumo nocturno de alimentos, con menor ingesta de frutas y verduras y mayor consumo de alimentos ultraprocesados, azúcar y grasas, lo que produce una ingesta de energía total mayor y un aumento del IMC. La relación entre dormir poco y ganar peso es, además, bidireccional, pues hay una evidente disfunción del sistema neuroendocrino de control del apetito durante la deprivación del sueño, que enlentece la tasa metabólica, generando un impacto negativo en el mantenimiento del peso y haciendo casi nulas las intervenciones para la pérdida de este. Si has seguido paso a paso cada detalle de este libro y aún no logras tus resultados deseados, lo que te falta es mejorar tu sueño.

El sueño es esencial para mantener un funcionamiento físico, mental y emocional, y para perder peso de manera saludable. La duración óptima del sueño está determinada por varias características individuales e intraindividuales. Una duración media de siete horas y media de sueño por noche se considera apropiada para apoyar una buena salud en adultos de entre dieciocho y sesenta años. Pero cada individuo es diferente, y sus requerimientos pueden variar. Si tus requerimientos de sueño van más allá de estos, revisa cómo está tu higiene del sueño, que consiste en evitar luces led encendidas en tu cuarto, retirar el televisor y otros elementos electrónicos, no utilizar el celular o pantallas dos horas antes de dormir y evitar la cafeína después de las cuatro de la tarde. Si tu sueño no mejora aún con estas medidas, discútelo con tu médico y pide una evaluación para descartar trastornos específicos del sueño, como la apnea obstructiva del sueño, el síndrome de piernas inquietas u otros trastornos, como hipotiroidismo o anemia.

Ayuno y la vida social

El hecho de que vivas un estilo de vida no significa que debas dejar de socializar. Será muy común que tu estilo de vida, unas vacaciones, tu trabajo, tus amigos o incluso tu familia te exijan seguir un ritmo de vida que choque con tu ayuno. Una noche de fiesta, una cena del trabajo, una noche romántica en pareja o incluso un sábado de Netflix en la noche serán situaciones donde quizá pienses que encontrarás un reto para mantener tu ayuno, pero la realidad es que un estilo de vida de ayuno y la vida social no se excluyen.

- Adapta el ayuno a tu estilo de vida: no cambies tu estilo de vida por el ayuno. Las maneras de realizar ayuno son múltiples; haber entendido todos los cambios por los que pasa tu cuerpo y cómo activarlos con el ayuno te permitirá comprender su poder y te dará flexibilidad para adaptarlo a tu vida.
- Ten orden y planificación: solo tú conoces tu horario y tu estilo de vida, así que el horario de ayuno ideal es un descubrimiento individual. Tú conoces tu vida, tu trabajo y tu familia, así que utiliza esto para anticiparte y tener planificación. Si tu día tiene predictibilidad, come esa última comida en casa antes de salir; cuando ya se haga de noche y todos vayan a comer, acompáñalos con un té sin azúcar o con una soda michelada. Si esto está fuera de tu alcance, es aceptable que un día comas un par de horas más tarde, si esa reunión familiar es de vital importancia. Esto te permitió, por ejemplo, anticiparte y comer tu desayuno un poco más tarde ese mismo día, y te permitirá comerlo más tarde en la mañana siguiente, para darle a tu cuerpo al menos doce horas de ayuno.
- Decide qué no comer: ¿a veces sientes que puedes elegir qué cosas no comer? Si ese es el caso, recuerda que tú sí puedes escoger qué comer y qué no. Céntrate en la idea de que esta última cena que no pudiste evitar en tu periodo de ayuno será mejor asimilada por tu cuerpo si es baja en

carbohidratos, o mejor aún, si no tiene carbohidratos y consiste en unos cuantos vegetales y una porción de proteína. Si estás en una cena romántica a la que siempre quisiste ir y tu comida es, por ejemplo, un *filet mignon* con espárragos y puré de papas con una copa de vino, deja a un lado el vino y el puré y disfruta de tu carne, tus espárragos y un vaso de agua. Recuerda que ayunar es tu decisión y no estás obligado a hacerlo en una situación que no está bajo tu control. No ayunar por completo durante un día no es el fin del mundo, pero ser consistentes sí jugará a tu favor.

- Alterna el ayuno de restricción en el tiempo con el ayuno de día alterno: si por un día no pudiste ayunar siguiendo la señal de los rayos del sol, y terminaste la noche con una reunión de negocios y una cena, date la oportunidad en el siguiente día de realizar ayuno de día alterno. En ese siguiente día puedes tener una sola comida al final de la mañana, que tenga no más de quinientas calorías y que esté libre de azúcar añadida. Luego de esta, mantente hidratado solo con agua, té o café el resto del día. Al siguiente día retoma tu estilo de vida de ayuno con restricción en el tiempo, rompiéndolo con el desayuno y dejándote guiar por los rayos del sol. ¡Cada día tienes una nueva oportunidad!

- Ayuna con buena actitud: la decisión de ayunar es tuya y hace parte de tu vida ahora. Tú decides cómo planificar tu ayuno, cuándo y cómo ayunar. Cuando estés rodeado por tu familia o amigos, no utilices tu estilo de vida de ayuno como una oportunidad para convertirte en el centro de atención o victimizarte porque no puedes comer como los demás, para hacerte sentir diferente ni para hacer sentir mal a los otros porque están comiendo. Empodera esta situación como alguien que ha tenido una transformación en tu vida, que se siente mejor y vivirá por más tiempo. Déjales ver tu vitalidad y disfrute mientras te tomas de una soda michelada o un buen café y socializas pasándola bien.

- Aprende a decir no a los snacks: te toparás una que otra vez con ese amigo no tan amigo que ama comer todo el día y que, de manera directa o indirecta, te ofrecerá de sus snacks, te invitará a un poco de los dulces que tiene en su escritorio o te dirá que vayan por un helado luego del almuerzo. La manera como les dices que no a estos snacks importa mucho. Algunas formas de decirlo son, por ejemplo: "No, gracias, estoy lleno", "Suena muy rico, pero acabo de almorzar", "Quizá más tarde te lo recibo, pero por ahora paso, ¡gracias!". Estos ejemplos son más cordiales y harán tu vida más fácil. Si, por el contrario, tu respuesta es "Ya no como mecato" o "No puedo, estoy ayunando", créeme que iniciarás una conversación en donde la otra persona empezará a defender por qué sí come snacks. Si esta persona no es tu mejor amigo y la persona en que más confías, toma el primer camino y evita el drama.

Maneja un estilo de vida de ayuno mientras vives tu vida cotidiana

¡Se vale ser flexible! Recuerda que tu objetivo es adaptar el ayuno a tu estilo de vida y no cambiar tu estilo de vida a consecuencia del ayuno. Darles dinamismos a tus ayunos te permitirá tener éxito y mantenerte constante en el tiempo. Si unos días quieres hacer doce horas de ayuno y otros dieciséis, puedes hacerlo. Solo recuerda que le toma de diez a doce horas a tu cuerpo en ayuno agotar las calorías que toma de tu hígado para empezar a activar su cascada de eventos antiinflamatorios y utilizar tus reservas de grasa como fuente de energía.

El ayuno no es necesariamente saltarse una comida: es un estado metabólico donde aprendes a conocer y a escuchar tu cuerpo.

Después de haber visto los resultados del ayuno intermitente durante un tiempo en mis pacientes, puedo decir con confianza que ha cambiado su vida de una forma significativa. No solo les ha ayudado a alcanzar sus metas de pérdida de peso y mejorar su salud en general, sino que también los ha llevado a adoptar un estilo de vida más consciente y saludable.

Si estás buscando una manera de mejorar tu salud y bienestar a largo plazo, es el momento que de la mano de tu médico consideres adoptar el ayuno intermitente como una forma de vida. El ayuno intermitente no es solo una dieta o un régimen temporal, sino una forma de vida que promueve la salud y el bienestar a largo plazo, que enseña a escuchar el cuerpo y a entender sus necesidades reales, en lugar de simplemente seguir los patrones de alimentación que hemos adoptado durante años.

En lo personal, el ayuno intermitente me ha enseñado a ser más disciplinado y a establecer objetivos claros para mí mismo.

Me ha ayudado a desarrollar una mentalidad fuerte y positiva, para superar los obstáculos y desafíos que se me han presentado.

En general, el ayuno intermitente ha cambiado mi vida y la de mis pacientes de una manera positiva y duradera, que es posible adoptar como estilo de vida.

Implementar estos cambios en tu vida requiere al inicio acciones conscientes, pero con el tiempo empezarás a notar que estas ocurren de manera espontánea. Recuerda que ayunar no es decirte no a ti o a tu vida, ¡es decirte sí, con las reglas que tú pongas!

Bibliografía

Presentación

Finkelstein E. A., Trogdon, J. G., Cohen, J. W. & Dietz, W., "Annual Medical Spending Attributable to Obesity: Payer-and Service-Specific Estimates", *Health Aff (Millwood)*, sep-oct de 2009, 28 (5): w822-31.

Capítulo 2

Gallant, A. R., Lundgren, J. & Drapeau, V., "The Night-Eating Syndrome and Obesity", *Obesity Review*, junio de 2012, 13 (6): 528-36.

Lucas, M., Mirzaei, F., Pan, A., Okereke, OI., Willett, W. C., O'Reilly, É. J., Koenen, K., Ascherio, A. "Coffee, Caffeine, and Risk of Depression among Women", *Arch Intern Med*, 26 de septiembre de 2011, 171 (17): 1571-8.

Capítulo 3

Alemzadeh, R., Langley, G., Upchurch, L., Smith, P. & Slonim, A. E., "Beneficial Effect of Diazoxide in Obese Hyperinsulinemic Adults", *J. Clin. Endocrinol Metab*, junio de 1998, 83 (6): 1911-5.

Beaton G. H. & Curry D. M., "A Comparison of the Effects of Growth Hormone and of Insulin Administration", *Endocrinology*, 1956, 58 (6): 797–801.

Hall, K. D., Bemis, T., Brychta, R., Chen, K. Y., Courville, A., Crayner, E. J., Goodwin, S., Guo, J., Howard, L., Knuth, N. D., Miller, B. V. 3rd, Prado, C. M., Siervo, M., Skarulis, M. C., Walter, M., Walter & P. J., Yannai, L., "Calorie for Calorie, Dietary Fat Restriction Results in More Body Fat Loss than Carbohydrate Restriction in People with Obesity", *Cell Metab*, 1 de septiembre de 2015, 22 (3): 427-36.

Mackay, E. M., "Influence of Adrenalectomy on Liver Fats Varied by Diet and Other Factors", *Amer. J. Physiol. 120*, 1937, 361.

Reeves, W. G., Allen, B. R. & Tattersall, R. B., "Insulin-Induced Lipoatrophy: Evidence for an Immune Pathogenesis", *Br Med J*, junio 21 de 1980, 280 (6230): 1500-3.

Capítulo 4

Hall, K. D., Bemis, T., Brychta, R., Walter, M., Walter, P. J. & Yannai, L., "Calorie for Calorie, Dietary Fat Restriction Results in More Body Fat Loss than Carbohydrate Restriction in People with Obesity", *Cell Metabolism*, 2015, 22: 427-436.

Kern, P. A., Simsolo, R. B. & Fournier, M., "Effect of Weight Loss on Muscle Fiber Type, Fiber Size, Capillarity, and Succinate Dehydrogenase Activity in Humans", *The Journal of Clinical Endocrinology & Metabolism*, 1 de noviembre de 1999, 84 (11): 4185-90.

Klem, M. L., Wing, R. R., McGuire, M. T., Seagle, H. M. & Hill, J. O., "A Descriptive Study of Individuals Successful at Long-Term Maintenance of Substantial Weight Loss", *American Journal of Clinical Nutrition*, 1997, 66, 239-246.

Leibel, R. L., Rosenbaum, M. & Hirsch, J., "Changes in Energy Expenditure Resulting from Altered Body Weight", *N. Engl. J. Med.*, 9 de marzo de 1995, 332 (10): 621-8.

MacLean, P. S., Wing, R. R., Davidson, T., Epstein, L., Goodpaster, B., Hall, K. D., Levin, B. E., Perri, M. G., Rolls, B. J., Rosenbaum, M. & Rothman, A. J., "NIH Working Group Report: Innovative Research to Improve Maintenance of Weight Loss", *Obesity*, enero de 2015, 23 (1): 7-15.

McGuire, M. T., Wing, R. R. & Hill, J. O., "The Prevalence of Weight Loss Maintenance among American Adults", *International Journal of Obesity*, 1999, 23, 1314-1319.

McGuire, M. T., Wing, R. R., Klem, M. L., Seagle, H. M. & Hill, J. O., "Long-Term Maintenance of Weight Loss: Do People Who Lose Weight Through Various Weight Loss Methods Use Different Behaviors to Maintain Their Weight?", *International Journal of Obesity*, 1998, 22, 572-577.

Rosenbaum, M. & Leibel, R. L, "Models of Energy Homeostasis in Response to Maintenance of Reduced Body Weight", *Obesity (Silver Spring)*, agosto de 2016, 24 (8): 1620-9.

Rosenbaum, M., Hirsch, J., Gallagher, D. A. & Leibel, R. L, "Long-Term Persistence of Adaptive Thermogenesis in Subjects Who Have Maintained a Reduced Body Weight", *The American Journal of Clinical Nutrition*, 1 de octubre de 2008, 88 (4): 906-12.

Rosenbaum, M., Hirsch, J., Murphy, E. & Leibel, R. L, "Effects of Changes in Body Weight on Carbohydrate Metabolism, Catecholamine Excretion, and Thyroid Function", *The American Journal of Clinical Nutrition*, 1 de junio de 2000, 71 (6): 1421-32.

Rosenbaum, M., Vandenborne, K., Goldsmith, R., Simoneau, J. A., Heymsfield, S., Joanisse, D. R., Hirsch, J., Murphy, E., Matthews,

D., Segal, K. R. & Leibel, R. L., "Effects of Experimental Weight Perturbation on Skeletal Muscle Work Efficiency in Human Subjects", *American Journal of Physiology-Regulatory, Integrative and Comparative Physiology*, julio de 2003, 285 (1): R183-92.

Shick, S. M., Wing, R. R., Klem, M. L., McGuire, M. T., Hill, J. O. & Seagle, H. M., "Persons Successful at Long-Term Weight Loss and Maintenance Continue to Consume a Low Calorie, Low Fat Diet", *Journal of the American Dietetic Association*, 1998, 98, 408-413.

Sims, E. A., Danforth, Jr. E., Horton, E. S., Bray, G. A., Glennon, J. A. & Salans, L. B., "Endocrine and Metabolic Effects of Experimental Obesity in Man", *Proceedings of the 1972 Laurentian Hormone Conference*, 1 de enero de 1973: 457-496.

Vaz, M., Kulkarni, R. N., Soares, M. J., Kurpad, A. V. & Shetty, P. S., "Thermogenic Responses to Noradrenaline Are Unaltered Following Energy Supplementation in Chronically Energy-Deficient Human Subjects", *European Journal of Clinical Investigation*, febrero de 1991, 21 (1): 27-32.

Wing, R. R. & Hill, J. O., "Successful Weight Loss Maintenance", *Annual Review of Nutrition*, 2001, 21, 323-341.

Wyatt, H. R., Grunwald, G. K., Seagle, H. M., Klem, M. L., McGuire, M. T., Wing, R. R. & Hill, J. O., "Resting Energy Expenditure in Reduced-Obese Subjects in the National Weight Control Registry", *American Journal of Clinical Nutrition*, 1999, 69, 1189-1193.

Capítulo 5

Ebbeling, C. B., Swain, J. F., Feldman, H. A., Wong, W. W., Hachey, D. L., Garcia-Lago, E. & Ludwig, D. S., "Effects of Dietary Composition on Energy Expenditure During Weight-Loss Maintenance", *JAMA*, 27 de junio de 2012, 307 (24): 2627-34.

Gardner, C. D., Trepanowski, J. F., Del Gobbo, L. C., Hauser, M. E., Rigdon, J., Ioannidis, J. P. A., Desai, M. & King, A. C., "Effect of Low-Fat vs Low-Carbohydrate Diet on 12-Month Weight Loss in Overweight Adults and the Association with Genotype Pattern or Insulin Secretion: The DIETFITS Randomized Clinical Trial", *JAMA*, 20 de febrero de 2018, 319 (7): 667-679.

Hall, K. D. & Guo, J., "Obesity Energetics: Body Weight Regulation and the Effects of Diet Composition", *Gastroenterology*, mayo de 2017, 152 (7): 1718-1727.

Hall, K. D., Bemis, T., Brychta, R., Chen, K. Y., Courville, A., Crayner, E. J., Goodwin, S., Guo, J., Howard, L., Knuth, N. D., Miller, B. V. 3rd, Prado, C. M., Siervo, M., Skarulis, M. C., Walter, M., Walter & P. J., Yannai, L., "Calorie for Calorie, Dietary Fat Restriction Results in More Body Fat Loss than Carbohydrate Restriction in People with Obesity", *Cell Metab*, 1 de septiembre de 2015, 22 (3): 427-36.

Kannel, W. B. & Eaker, E. D., "Psychosocial and Other Features of Coronary Heart Disease: Insights from the Framingham Study", *American Heart Journal*, 1986, 112 (5), 1066–1073.

Leslie, W. S., Ford, I., Sattar, N., Hollingsworth, K. G., Adamson, A., Sniehotta, F. F., McCombie, L., Brosnahan, N., Ross, H., Mathers, J. C., Peters, C., Thom, G., Barnes, A., Kean, S., McIlvenna, Y., Rodrigues, A., Rehackova, L., Zhyzhneuskaya, S., Taylor, R. & Lean, M. E., "The Diabetes Remission Clinical Trial (DiRECT): Protocol for a Cluster Randomised Trial", *BMC Fam Pract*, 16 de febrero de 2016, 17:20.

Sackner-Bernstein, J., Kanter, D. & Kaul, S., "Dietary Intervention for Overweight and Obese Adults: Comparison of Low-Carbohydrate and Low-Fat Diets. A Meta-Analysis", *PLoS One*, 20 de octubre de 2015, 10 (10): e0139817.

Capítulo 6

Cienfuegos, S., Gabel, K., Kalam, F., Ezpeleta, M., Wiseman, E., Pavlou, V., Lin, S., Oliveira, M. L. & Varady, K. A., "Effects of 4-and 6-h Time-Restricted Feeding on Weight and Cardiometabolic Health: A Randomized Controlled Trial in Adults with Obesity", *Cell Metabolism*, 1 de septiembre de 2020, 32 (3): 366-78.

Coulston, A. M., "The Retardation of Aging and Disease by Dietary Restriction", *Journal of the American Dietetic Association*, 1 de junio de 1989, 89 (6): 872-3.

Harvie, M. N., Pegington, M., Mattson, M. P., Frystyk, J., Dillon, B., Evans, G., Cuzick, J., Jebb, S. A., Martin, B., Cutler, R. G., Son, T. G., Maudsley, S., Carlson, O. D., Egan, J. M., Flyvbjerg, A. & Howell, A., "The Effects of Intermittent or Continuous Energy Restriction on Weight Loss and Metabolic Disease Risk Markers: A Randomized Trial in Young Overweight Women", *Int J Obes (Lond)*, mayo de 2011, 35 (5): 714-27.

Harvie, M., Wright, C., Pegington, M., McMullan, D., Mitchell, E., Martin, B., Cutler, R. G., Evans, G., Whiteside, S., Maudsley, S., Camandola, S., Wang, R., Carlson, O. D., Egan, J. M., Mattson, M. P. & Howell, A., "The Effect of Intermittent Energy and Carbohydrate Restriction v. Daily Energy Restriction on Weight Loss and Metabolic Disease Risk Markers in Overweight Women", *Br. J. Nutr.*, octubre de 2013, 110 (8): 1534-47.

Look AHEAD Research Group, Wadden, T. A., West, D. S., Delahanty, L., Jakicic, J., Rejeski, J., Williamson, D., Berkowitz, R. I., Kelley, D. E., Tomchee, C., Hill, J. O. & Kumanyika S, "The Look AHEAD Study: A Description of the Lifestyle Intervention and the Evidence Supporting It", *Obesity (Silver Spring)*, mayo de 2006, 14 (5): 737-52.

McCay, C. M., Maynard, L. A., Sperling, G. & Barnes, L. L, "Retarded Growth, Life Span, Ultimate Body Size and Age Changes in the Albino Rat after Feeding Diets Restricted in Calories: Four Figures", *The Journal of Nutrition*, 1 de julio de 1939, 18 (1): 1-3.

Sutton, E. F., Beyl, R., Early, K. S., Cefalu, W. T., Ravussin, E., Peterson, C. M., "Early Time-Restricted Feeding Improves Insulin Sensitivity, Blood Pressure, and Oxidative Stress even without Weight Loss in Men with Prediabetes", *Cell Metabolism*, 5 de junio de 2018, 27 (6): 1212-21.

Weindruch, R. & Walford, R. L., "Dietary Restriction in Mice Beginning at 1 Year of Age: Effect on Life-Span and Spontaneous Cancer Incidence", *Science*, 12 de marzo de 1982, 215 (4538): 1415-8.

Welton, S., Minty, R., O'Driscoll, T., Willms, H., Poirier, D., Madden, S. & Kelly, L., "Intermittent Fasting and Weight Loss: Systematic Review", *Can Fam Physician*, febrero de 2020, 66 (2): 117-125.

Capítulo 7

Carter, S., Clifton, P. M. & Keogh, J. B., "Effect of Intermittent Compared with Continuous Energy Restricted Diet on Glycemic Control in Patients with Type 2 Diabetes: A Randomized Noninferiority Trial", *JAMA Network Open*, 6 de julio de 2018, 1 (3): e180756.

Carter, S., Clifton, P. M. & Keogh, J. B., "The Effects of Intermittent Compared to Continuous Energy Restriction on Glycaemic Control in Type 2 Diabetes: A Pragmatic Pilot Trial", *Diabetes Research and Clinical Practice*, 1 de diciembre de 2016, 122: 106-12.

Klempel, M. C., Kroeger, C. M. & Varady, K. A., "Alternate Day Fasting (ADF) with a High-Fat Diet Produces Similar Weight Loss and Cardio-Protection as ADF with a Low-Fat Diet", *Metabolism*, enero de 2013, 62 (1): 137-43.

Capítulo 8

Barnosky, A. R., Hoddy, K. K., Unterman, T. G. & Varady, K. A., "Intermittent Fasting vs Daily Calorie Restriction for Type 2 Diabetes Prevention: A Review of Human Findings", *Translational Research*, 1 de octubre de 2014, 164 (4): 302-11.

Elortegui Pascual, P., Rolands, M. R., Eldridge, A. L., Kassis, A., Mainardi, F., Lê, K. A., Karagounis, L. G., Gut, P. & Varady, K. A., "A Meta-Analysis Comparing the Effectiveness of Alternate Day Fasting, the 5:2 Diet, and Time-Restricted Eating for Weight Loss", *Obesity*, febrero de 2023, 31: 9-21.

Heilbronn, L. K., Smith, S. R., Martin, C. K., Anton, S. D. & Ravussin, E., "Alternate-Day Fasting in Nonobese Subjects: Effects on Body Weight, Body Composition, and Energy Metabolism", *The American Journal of Clinical Nutrition*, 1 de enero de 2005, 81 (1): 69-73.

Leech, R. M., Timperio, A., Livingstone, K. M., Worsley, A. & McNaughton, S. A. "Temporal Eating Patterns: Associations with Nutrient Intakes, Diet Quality, and Measures of Adiposity", *Am. J. Clin. Nutrition*, octubre de 2017, 106 (4): 1121-1130.

Marinac, C. R., Natarajan, L., Sears, D. D., Gallo, L. C., Hartman, S. J., Arredondo, E. & Patterson, R. E., "Prolonged Nightly Fasting and Breast Cancer Risk: Findings from NHANES (2009-2010)", *Cancer Epidemiol Biomarkers Prev.*, mayo de 2015, 24 (5): 783-9.

Mattson, M. P., Allison, D. B., Fontana, L., Harvie, M., Longo, V. D., Malaisse, W. J., Mosley, M., Notterpek, L., Ravussin, E., Scheer, F. A., Seyfried, T. N., Varady, K. A. & Panda, S., "Meal Frequency and Timing in Health and Disease", *Proc Natl Acad Sci U S A*, 25 de noviembre de 2014, 111 (47): 16647-53.

Varady, K. A., Bhutani, S., Klempel, M. C., Kroeger, C. M., Trepanowski, J. F., Haus, J. M., Hoddy, K. K. & Calvo, Y., "Alternate Day Fasting for Weight Loss in Normal Weight and Overweight Subjects: A Randomized Controlled Trial", *Nutrition Journal*, diciembre de 2013, 12 (1): 1-8.

Capítulo 9

Cienfuegos, S., Gabel, K., Kalam, F., Ezpeleta, M., Wiseman, E., Pavlou, V., Lin, S., Oliveira, M. L. & Varady, K. A., "Effects of 4-and 6-h Time-Restricted Feeding on Weight and Cardiometabolic Health: A Randomized Controlled Trial in Adults with Obesity", *Cell Metabolism*, 1 de septiembre de 2020, 32 (3): 366-78.

Jamshed, H., Beyl, R. A., Della Manna, D. L., Yang, E. S., Ravussin, E. & Peterson, C. M., "Early Time-Restricted Feeding Improves 24-Hour Glucose Levels and Affects Markers of the Circadian Clock, Aging, and Autophagy in Humans", *Nutrients*, 30 de mayo de 2019, 11 (6): 1234.

Kutsuma, A., Nakajima, K. & Suwa, K., "Potential Association between Breakfast Skipping and Concomitant Late-Night-Dinner

Eating with Metabolic Syndrome and Proteinuria in the Japanese Population", *Scientifica*, octubre de 2014, 2014: 253581.

Martens, C. R., Rossman, M. J., Mazzo, M. R., Jankowski, L. R., Nagy, E. E., Denman, B. A., Richey, J. J., Johnson, S. A., Ziemba, B. P., Wang, Y. & Peterson, C. M., "Short-Term Time-Restricted Feeding Is Safe and Feasible in Non-Obese Healthy Midlife and Older Adults", *Geroscience*, abril de 2020, 42: 667-86.

Meessen, E. C., Andresen, H., van Barneveld, T., van Riel, A., Johansen, E. I., Kolnes, A. J., Kemper, E. M., Olde Damink, S. W., Schaap, F. G., Romijn, J. A. & Jensen, J., "Differential Effects of One Meal per Day in the Evening on Metabolic Health and Physical Performance in Lean Individuals", *Frontiers in Physiology*, 11 de enero de 2022, 12: 2495.

Sutton, E. F., Beyl, R., Early, K. S., Cefalu, W. T., Ravussin, E., Peterson, C. M., "Early Time-Restricted Feeding Improves Insulin Sensitivity, Blood Pressure, and Oxidative Stress even without Weight Loss in Men with Prediabetes", *Cell Metabolism*, 5 de junio de 2018, 27 (6): 1212-21.

Capítulo 10

Iatan, I., "Low-Carbohydrate High-Fat 'Keto-Like' Diet Associated With Increased Risk of CVD", *American College of Cardiology*, 5 de marzo de 2023.

Klempel, M. C., Kroeger, C. M. & Varady, K. A., "Alternate Day Fasting (ADF) with a High-Fat Diet Produces Similar Weight Loss and Cardio-Protection as ADF with a Low-Fat Diet", *Metabolism*, 1 de enero de 2013, 62 (1): 137-43.

Kroeger, C. M., Klempel, M. C., Bhutani, S., Trepanowski, J. F., Tangney, C. C. & Varady, K. A., "Improvement in Coronary Heart Disease Risk Factors During an Intermittent Fasting/Calorie Restriction Regimen: Relationship to Adipokine Modulations", *Nutrition & Metabolism*, diciembre de 2012, 9: 1-8.

Trepanowski, J. F., Kroeger, C. M., Barnosky, A., Klempel, M. C., Bhutani, S., Hoddy, K. K., Gabel, K., Freels, S., Rigdon, J., Rood, J. & Ravussin, E., "Effect of Alternate-Day Fasting on Weight Loss, Weight Maintenance, and Cardioprotection among Metabolically Healthy Obese Adults: A Randomized Clinical Trial", *JAMA Internal Medicine*, 1 de julio de 2017, 177 (7): 930-8.

Capítulo 11

Ashtary-Larky, D., Bagheri, R., Tinsley, G. M., Asbaghi, O., Paoli, A. & Moro, T., "Effects of Intermittent Fasting Combined with Resistance Training on Body Composition: A Systematic Review and Meta-Analysis", *Physiology & Behavior*, 1 de agosto de 2021, 237: 113453.

Kotarsky, C. J., Johnson, N. R., Mahoney, S. J., Mitchell, S. L., Schimek, R. L., Stastny, S. N. & Hackney, K. J., "Time-Restricted Eating and Concurrent Exercise Training Reduces Fat Mass and Increases Lean Mass in Overweight and Obese Adults", *Physiological Reports*, mayo de 2021, 9 (10): e14868.

Martínez-Rodríguez, A., Rubio-Arias, J. A., García-De Frutos, J. M., Vicente-Martínez, M. & Gunnarsson, T. P., "Effect of High-Intensity Interval Training and Intermittent Fasting on Body Composition and Physical Performance in Active Women", *International Journal of Environmental Research and Public Health*, 14 de junio de 2021, 18 (12): 6431.

Agradecimientos

Quiero recordar especialmente a mi amado padre, Alberto (Q. E. P. D.); a él le agradezco por haberme enseñado a mantener el optimismo y el humor frente a la adversidad, a tener disciplina y ética de trabajo, a ser cortés y a siempre llevar una sonrisa en el rostro. A mi querida madre, Gloria, le agradezco de todo corazón por enseñarme a perseverar con amor y paciencia, y por inculcarme la confianza en mí y la capacidad de soñar en grande.

También quiero agradecerle a mi hermana, Cristina, quien me inspiró a seguir el camino de la medicina desde una edad temprana y me mostró el valor de la serenidad, la compasión y la calma. A mi hermano Sebastián, gracias por impulsarme a seguir adelante en mis sueños, incluso cuando dudé de mí, y por enseñarme a no tener miedo de soñar en grande, incluso en cosas aparentemente imposibles o descabelladas. A mi hermano Román, le agradezco por mostrarme su humildad y bondad y por enseñarme el valor del trabajo perseverante y honesto. Y a mi hermano Paulo, gracias por despertar mi curiosidad y por enseñarme siempre a cuestionar el cómo y porqué de las cosas.

A mi familia le debo todo lo que soy, cada uno de sus aprendizajes me han moldeado. Les agradezco enormemente su apoyo durante las largas jornadas de estudio y trabajo, su comprensión cuando no pude asistir a reuniones familiares y su incondicional complicidad para hacer realidad mis sueños, ser el médico y la persona que soy hoy en día, para así poder darlo todo por mis pacientes.

El poder del ayuno intermitente del Dr. Jairo Noreña
se terminó de imprimir en enero de 2024
en los talleres de
Litográfica Ingramex, S.A. de C.V.,
Centeno 162-1, Col. Granjas Esmeralda, C.P. 09810,
Ciudad de México.

To Receive a Child

Jim Kopp and the Prolife Underground

Ralph M. Gabriel

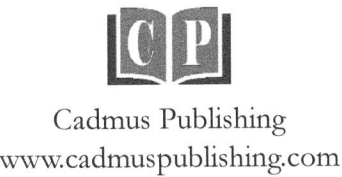

Cadmus Publishing
www.cadmuspublishing.com

Copyright © 2022 Ralph M. Gabriel
Copyright © 2018 Rohn Inc.
Copyright renewed 2022 Rohn Inc.
Portions of this document appeared in skyp1.blogspot.com

Published by Cadmus Publishing
www.cadmuspublishing.com
Port Angeles, WA

ISBN: 978-1-63751-241-8

All rights reserved. Copyright under Berne Copyright Convention, Universal Copyright Convention, and Pan-American Copyright Convention. No part of this book may be reproduced, stored in a retrieval system, or transmitted in any form, or by any means, electronic, mechanical, photocopying, recording or otherwise, without prior permission of the author.